育婴员初级技能手册

欧阳云涛　主编

金盾出版社

内 容 提 要

本书依据育婴员国家职业技能标准中有关初级技能的要求编写，主要内容有育婴员岗位职责与要求、育婴员必备基础知识、婴儿生活照料技能、婴幼儿日常生活保健与护理和婴幼儿能力训练。

本书可作为育婴员的工作手册，也可作为育婴员培训和自学用书。

图书在版编目（CIP）数据

育婴员初级技能手册/欧阳云涛主编. －北京：金盾出版社，2017. 6

ISBN 978-7-5186-1295-6

Ⅰ.①育… Ⅱ.①欧… Ⅲ.①婴幼儿－哺育－职业技能－鉴定－自学参考资料 Ⅳ.①R174

中国版本图书馆 CIP 数据核字（2017）第 114502 号

金盾出版社出版、总发行

北京太平路 5 号（地铁万寿路站往南）

邮政编码：100036 电话：68214039 83219215

传真：68276683 网址：www.jdcbs.cn

封面印刷：北京天宇星印刷厂

正文印刷：北京天宇星印刷厂

装订：北京天宇星印刷厂

各地新华书店经销

开本：850×1168 1/32 印张：5.5 字数：170 千字

2017 年 6 月第 1 版第 1 次印刷

印数：1～4 000 册 定价：18.00 元

》前　言

近年来，家庭服务业快速发展，一些家政服务企业正引领着这个行业经营上规模、服务上档次、管理上水平，不断提高家政服务的水平，推进家庭服务业规范化、职业化发展。

随着人们生活水平的不断提高，家政服务员、育婴员和养老护理员更是日益紧俏。需求顾客的增加，他们的工资也在水涨船高，已经紧逼白领。虽然市场正在走向规范化，但毕竟还是在摸索阶段，家政服务员缺乏专业性，素质管理缺乏系统性。由于从业人员整体素质水平参差不齐、专业知识匮乏，他们与用工方在工作内容上时有矛盾，现实生活当中存在的问题常难以调和。而且从业人员大部分为自学人员，没有经过专业的培训和学习，对婴幼儿教育和护理缺乏完整的认知，许多问题都需要加以正确的引导和管理。

基于育婴服务人员业务技能的需要，编者根据自己多年的实际经验，编写了《育婴员初级技能手册》。本书在编写上充分考虑了育婴员的知识结构，形象具体地阐述了育婴员应具备的知识及操作技能。本书内容全面、条理清晰、图文并茂、浅显易懂，有很强的针对性和实用性。

本书由国家心理咨询师、中小学心理辅导教师、金贝贝母婴护理机构欧阳云涛老师主编，冯永华、陈素娥、李景安、林红艺、杨飞、赵静洁、唐晓航、陈海川、陈宇娇、陈运花、马会玲、马丽平、马晓娟、卢硕果、安建伟、滕晋参与了本书资料的收集和编写工作，滕宝红对全书内容进行了认真、细致的审核。

由于编者水平有限，加之时间仓促，疏漏之处在所难免，敬请读者谅解，并不吝赐教，批评指正。

编　者

≫目 录

第一章 育婴员岗位职责与要求

第二章 育婴员必备基础知识

第三章　婴儿生活照料技能

第四章 婴幼儿日常生活保健与护理

第五章 婴幼儿能力训练

第一章　育婴员岗位职责与要求

》》

☞ 育婴员的工作内容
☞ 育婴员的岗位要求

第一节 育婴员的工作内容

育婴员的主要工作包括对婴幼儿(不满1岁为婴儿,1~3岁为幼儿)的生活照料、保健护理、能力培养这三个方面的内容。育婴员应熟练掌握婴幼儿的饮食、喝水、睡眠、二便、三浴、卫生护理和生长监测、疫苗接种、常见疾病护理等方面的技能。

一、婴幼儿生活照料

1.饮食

育婴员在照料婴幼儿的饮食时,应具备以下技能。

①能够进行母乳喂养指导。

②能够正确冲调奶粉。

③能够正确准备喂哺用具和熟练喂哺婴幼儿。

④能够制作泥糊状食品并正确喂食。

⑤能够正确选择、搭配、制作固体食物。

2.饮水

育婴员在照料婴幼儿的喝水时,应能够运用正确方法给不同年龄的婴幼儿喂水。

3.睡眠、二便、三浴

育婴员在照料婴幼儿的睡眠、二便、三浴时,应具备以下技能。

①能够营造温度、光线、声音、通风、睡具等适宜的睡眠条件。

②能够正确包裹婴幼儿。

③能够给婴幼儿穿、脱衣服。

④能进行婴幼儿二便后的清洁处理。

⑤能为婴幼儿进行水浴、日光浴、空气浴。

4.卫生(居室、个人、四具)

育婴员在照料婴幼儿的卫生时,应具备以下技能。

①能够保持居室卫生。

②能够定期对婴幼儿卧具、餐具、玩具、家具进行消毒。

③能够对婴幼儿进行眼、外耳道、口腔、腋窝、外阴的清洁。

④能够给婴幼儿洗头、洗澡。

二、婴幼儿日常保健

1.生长监测

在婴幼儿生长监测期，育婴员应能够为婴幼儿测量体重、身高，并做好相应的记录。

2.疫苗接种

在婴幼儿的疫苗接种期，育婴员应能够按时让婴幼儿进行疫苗接种，并做好护理工作。

3.常见疾病护理

在婴幼儿遭遇疾病时，育婴员应能够给患病的婴幼儿正确喂药，并进行简易护理。

4.预防铅中毒

在婴幼儿日常生活中，育婴员应能够识别、预防铅中毒。

5.危险因素识别

在婴幼儿日常生活中，育婴员应能够识别各种危险因素，并提前做好各种预防措施。

三、婴幼儿能力培养

1.动作训练

在训练婴幼儿的动作时，育婴员应具有以下技能。

①能够适时地对婴幼儿进行大动作训练。

②能够对婴幼儿进行精细动作训练。

2.智力开发

在开发婴幼儿的智力时，育婴员应具备以下技能。

①能够对婴幼儿进行认知能力训练。

②能够对婴幼儿进行语言训练。

3.社会行为培养

在培养婴幼儿的社会行为时，育婴员应具备以下技能。

①能够适时培养婴幼儿生活自理能力。

②能够适时培养婴幼儿社会交往能力。

③能够适时培养婴幼儿良好的情绪行为。

第二节 育婴员的岗位要求

育婴员上岗之前，应了解自己的岗位要求，才能在工作时尽职尽责，才能合理、适时地维护雇主、公司及个人的合法利益。这样自己的工作才能有信心做得长久。

一、育婴员工作守则

育婴员的工作守则如下。

①认真履行工作职责，具有服务意识和奉献精神。

②平等地对待每一个婴幼儿，让他们充分享有安全感、自信心和自尊心。

③掌握婴幼儿身心发育的特点和规律，用科学的方法进行喂养和教育。

④坚持保教并重的原则，注重培养婴幼儿的个性、品德和行为习惯。

⑤尊重婴幼儿的个性差异，促进其潜能的充分发展。

⑥掌握婴幼儿生活照料、护理和教育的专业知识和操作技能。

⑦宣传科学育婴、保教并重的基本理念。

⑧对婴幼儿家庭的有关资料保密，保护个人隐私。

⑨根据家长和社会有关方面的意见，改进和提高工作质量。

⑩与卫生保健、学前教育机构密切配合，协调一致，为婴幼儿健康成长创造良好的社会环境。

二、育婴员专业修养

育婴员的专业素养如下。

①学习勤奋。

②富有爱心、耐心、诚心和责任心。

③热爱儿童并尊重儿童。

④具有现代教育观念及科学育婴的专业知识。

⑤具有广泛的兴趣及专业的知识。

⑥善于沟通，具有与人合作的能力。

⑦具有发现问题和解决问题的能力。

⑧身心健康。

⑨爱好清洁，做事有条理性；

⑩有进取精神。

三、育婴员的仪容仪表和举止要求

1.定义

仪容仪表是人的外表，包括容貌、服饰和个人卫生等，是人们的精神面貌的外观。

举止是指一个人在社交活动中的姿态，包括站立、行走、就座、手势和表情等。

2.仪容仪表要求

①面部清洁。经常梳洗头发，不要有头皮屑，发型要大方。

②最好不要化妆，不染重彩指甲，因为有的婴幼儿体质弱会对此过敏。

③穿着得体，不适合穿过分裸露、透露、紧身的衣服。

④注意随时洗手、经常洗澡；指甲应经常修剪，以免划伤婴幼儿娇嫩的皮肤。

⑤饭后漱口，保持口腔清洁、无异味。

⑥保持微笑，表情和蔼可亲，提高婴幼儿的亲和力。

⑦起床后应精神饱满，不要无精打采。

3.举止要求

育婴员的举止要求如图1-1所示。

目光	目光要温和，不要歪目斜视
站姿	站立应挺直，要给人一种端正、庄重的感觉；不要歪脖子、斜腰、屈腿
坐姿	入座时动作应轻、慢，不可随意拖拉椅凳；身体不要前后、左右摆动，应并拢两腿膝盖或小腿交叉端正坐稳，不可两腿分开坐
走姿	与雇主或长者一起行走时，应让其走在前面；并排而行时，应让他们走在里侧；不要将双手插入裤袋或反背于背后行走
手势	①不要用手指对着别人指指点点，这样是极其不礼貌的行为；②不要随便向对方摆手，这些动作是拒绝别人或极不耐烦的意思；③不要把手插进口袋，因为这样给人心不在焉的感觉；④不要反复摆弄自己的手指，这样给人很不自在的感觉；⑤不应搔首弄姿，这样会给人不正经、不端庄的感觉；⑥不应当众搔头、剜鼻子、剔牙、抓痒、抠脚等，这样给人素养不高的感觉

图1-1 育婴员的举止要求

四、育婴员用语的礼貌要求

"您好""请""谢谢""对不起"和"再见"是日常生活中人际交往所必需的。对于从事服务业的育婴员来说，经常要与雇主进行语言上的沟通和交流，显然学会正确使用这些礼貌用语，可以体现出公司的优质服务和自身的文化修养、文明程度。

1.如何说"您好"

"您好"是向别人表示敬意的问候语和招呼语。恰当地使用能使双方都感到亲切、温暖。育婴员在使用时，通常要注意以下几点。

① 当第一次和雇主见面时，应主动先向雇主招呼说："您好！"然后才能说其他服务事项，不要顺序颠倒。

③ 当雇主及其家人先向给你打招呼说"您好"时，育婴员应立即相应地回敬说"您好！"同时应向雇主及其家人微笑和点头。

④ 在使用时，也可根据不同的时间使用"早上好""下午好"或"晚上好"。还可以加上称语，如"您好先生"或"先生您好"等。

2. 如何说"请"

说"请"本身就是含着对他人的敬意。这个词可以单独使用，也可以和其他词搭配使用，这样能表示出更加明确的意义。

① 当雇主及其家人有事情喊你过去时，可用"请"字。如"请稍等！马上过来。"等。

② 在希望得到他人谅解时，要用"请"。如"请原谅""请相信我不是故意这样做的"等。

③ 要求对方不要做某事时，可用"请"字。如"请不要在这儿吸烟"等。

④ 要求对方帮你做某事情时，可用"请"字。如"请你给我帮个忙，好吗？"等。

3. 如何说"谢谢"

"谢谢"是礼貌地表示感谢的用语。使用"谢谢"时应注意以下几点。

① 应知道对什么样的言行举止说"谢谢"。如对他人为自己提供帮助、雇主或其家人向自己提供宝贵的意见或建议，以及对你的服务工作表示满意、称赞等时，都需要使用这句礼貌用语。

② 说"谢谢"时要表情自然、面带微笑、目视对方。"谢谢"二字的重音应在第一个字上，吐字要清晰、语速要适中、语调要柔和，节奏不能呆板。

③ 不要千篇一律地使用"谢谢"，可根据实际需要变化使用。

如可以说："谢谢""十分感谢""谢谢您的帮助""谢谢您告诉我""谢谢您的称赞"以及"谢谢您为我解决了这个问题"等。

4.如何说"对不起"

"对不起"是道歉的礼貌用语，通常是在自己对别人有愧意或有过失行为时使用，有请求他人原谅的含义。使用"对不起"时，应根据不同场合，并加以说明。

①言行举止不当时，需使用"对不起"，以便取得他人的原谅。如"对不起，我把这件事忘了，这是我的疏忽"等。

②希望得到对方谅解时使用。如"对不起，请稍等片刻""对不起，让您久等了""对不起，打扰您了"等。

③当不能满足雇主或其家人的需求时使用。如"对不起，您这样做是十分不安全的"等，并可以拿出一个切实可行的方案，从而让雇主及其家人信服。

④在坚持原则又需礼貌待客时使用。如"对不起，我们必须按照我们公司的规定做。""对不起，我们不能违反公司规定。"等。

5.如何说"再见"

"再见"是人们在分别时说的告别语，含有依依不舍、希望重逢的意愿。使用时要掌握以下几点。

①说"再见"要自然、亲切、面带笑容、目光注视对方；不可东张西望、漫不经心，更不可造作。

②通常情况下说"再见"不要把声音故意拖长、放慢，嗓门不宜太大；可适当借助手势来表达，如握握手、他人走远时摆摆手等。

③说"再见"时可根据情景需要，再说上几句其他的话语。如"希望您再来""祝您一路平安"等。

④不论打电话、接电话，在通话结束时，应主动说"再见"以示礼貌。

五、育婴员的其他礼仪要求

1.进、出门礼仪

（1）进门礼仪　当有事情要问雇主及其家人而他们又在房间，或他们在房间喊你做什么事情时，进门要先敲门。应先敲三下，隔一小会儿，再敲几下。

专家提示

敲门的响度要适中，敲得太轻，对方可能会听不见；敲得太响，又会显示出自己不礼貌，而且会引起别人的反感。敲门时绝对不能用拳捶、不能用脚踢，不要"嘭嘭"乱敲一气。若房间里面是老年人，会惊吓到他们。

如果遇到门是虚掩着的，也应当先敲门，得到主人的允许才能进入。

（2）出门礼仪　当问完事情或雇主及家人交代完事情后，应先问他们是否要把门关上。如果雇主及其家人要求你把门关上，你就可以关上房间的门；而如果他们说不需要关门时，你就不用关，只要说声"那好，打扰了，我先出去做事了。"就可以出门了。

2.握手礼仪

握手是在相见、离别、恭贺，或致谢时相互表示情谊、致意的一种礼节，双方往往是先打招呼，后握手致意。

（1）握手的顺序　握手的顺序为主人、长辈、上司、女士主动伸出手，客人、晚辈、下属、男士再相迎握手。

（2）握手的注意事项　握手的注意事项如表1-1所示

表1-1　握手的注意事项

序号	事　项	注　意　内　容
1	用哪只手握	和别人握手时，一定要用右手

续表 1-1

序号	事 项	注 意 内 容
2	握手时间	一般以1～3秒为宜
3	握手的方式	要紧握对方的手。当然,过紧地握手,或是只用手指部分漫不经心地接触对方的手,这样都是不礼貌的
4	被介绍给长者时	被介绍之后,最好不要立即主动伸手。被介绍给年长者时,应根据其反应行事,也就是说当年长者用点头致意代替握手时,你也应随之点头致意
5	握手时的行礼	对年长者应稍稍欠身。有时为表示特别的尊敬,可用双手相握
6	握手时的表情	握手时双目应注视对方,微笑致意或问好
7	拒绝握手时	在任何情况下,拒绝对方主动要求握手的举动都是无礼的。特别注意当手上有水或不干净时,应谢绝握手,同时必须向对方解释并道歉

3.交谈礼仪

在正常的人际交往中,与人交谈是必不可少的,而且是十分重要的。恭敬有礼的话语能温暖人心,恶语伤人则会使人与人之间的关系刻薄、冷淡。

交谈要想取得良好的效果,则需注意以下几点。

①不要随便打断对方的谈话,或抢接对方的话头,以免扰乱了对方的思路。

②避免由于自己注意力的分散,让对方再次重复谈过的话题,这样是极其不礼貌的。

③不要随便解释某种现象,轻率地下断语,借以表现自己的内心想法。

④当对方对某一个话题还是很感兴趣而你却感到不耐烦时,立即将话题转移到自己感兴趣的方面,这种做法极其不礼貌。

第二章 育婴员必备基础知识

》》

☞ 0~3岁婴幼儿生理发育特点

☞ 0~3岁婴幼儿心理发展

☞ 0~3岁婴幼儿营养

第一节 0~3岁婴幼儿生理发育特点

一、婴幼儿发育基本知识

婴幼儿发育是指婴儿从有生命开始，受遗传、环境、学习等因素影响，进行有序的、连续的、阶段性的、渐进的，由分化到完整的心理变化的过程。

1.婴幼儿发育的特征

婴幼儿的发育特征如图2-1所示。

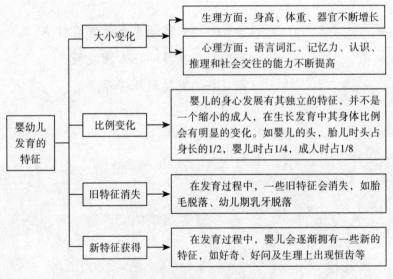

图 2-1 婴幼儿发育的特征

2.婴幼儿生长发育指标

婴幼儿生长发育指标见表2-1。

表2-1 婴幼儿生长发育指标

年龄	生 理 指 标			发 育 指 标
1月	男	体重	3.09~6.33千克	①俯卧抬头，下巴离床3秒钟；
		身高	48.7~61.2厘米	②能注视眼前活动的物体；
		头围	33.3~40.7厘米	③啼哭时听到声音会安静；
	女	体重	2.98~6.05千克	④除哭以外能发出叫声；
		身高	47.9~59.9厘米	⑤双手能紧握笔杆；
		头围	32.6~39.9厘米	⑥会张嘴模仿说话
2月	男	体重	3.94~7.97千克	①逗引时会微笑；
		身高	52.2~65.7厘米	②眼睛能够跟着物体在水平方向移动；
		头围	35.2~42.9厘米	③能够转头寻找声源；
	女	体重	2.98~6.05千克	④俯卧时能抬头片刻，自由地转动头部；
		身高	51.1~64.1厘米	⑤手指能自己展开合拢，能在胸前玩，会吸吮拇指
		头围	34.5~41.8厘米	
3月	男	体重	4.69~9.37千克	①俯卧时，能抬起半胸，用肘支撑上身；
		身高	55.3~69.0厘米	②头部能够挺直；
		头围	36.7~44.6厘米	③眼看双手、手能互握，会抓衣服，抓头发、脸；
	女	体重	4.40~8.71千克	④眼睛能随物体180°；
		身高	54.2~67.5厘米	⑤见人会笑；
		头围	36.0~43.4厘米	⑥会出声答话，尖叫，会发长元音
4月	男	体重	5.25~10.39千克	①俯卧时上身完全抬起，与床垂直；
		身高	57.9~71.7厘米	②腿能抬高踢去衣被及踢吊着的玩具；
		头围	38.0~45.9厘米	③视线灵活，能从一个物体转移到另外一个物体；
	女	体重	4.93~9.66千克	④开始咿呀学语，用声音回答大人的逗引；
		身高	56.7~70.0厘米	⑤喜欢吃辅食
		头围	37.2~44.6厘米	
5月	男	体重	5.66~11.15千克	①能够认识妈妈以及亲近的人，并与他们应答；
		身高	59.9~73.9厘米	②大部分孩子能够从仰卧翻身变成俯卧；
		头围	39.0~46.9厘米	③可靠着坐垫坐一会儿，坐着时能直腰；
	女	体重	5.33~10.38千克	④大人扶着，能站立；
		身高	58.6~72.1厘米	⑤能拿东西往嘴里放；
		头围	38.1~45.7厘米	⑥会发出1~2个辅音

续表 2-1

年龄	生 理 指 标		发 育 指 标
6月	男		①手可玩脚，能吃脚趾； ②头、躯干、下肢完全伸平； ③两手各拿一个玩具能拿稳； ④能听声音看，目标； ⑤会发出3个辅音； ⑥在大人背儿歌时会做出一种熟知的动作； ⑦照镜子时会笑，用手摸镜中人； ⑧会自己拿饼干吃，会咀嚼
	体重	5.97~11.72千克	
	身高	61.4~75.8厘米	
	头围	39.8~47.7厘米	
	牙齿	出牙2颗	
	女		
	体重	5.64~10.93千克	
	身高	60.1~74.0厘米	
	头围	38.9~46.5厘米	
	牙齿	出牙2颗	
7月	男		①会坐，在大人的帮助下会爬； ②手能拿起玩具放到口中； ③会表示喜欢和不喜欢； ④能够理解简单的词义，懂得大人用语言和表情表示的表扬和批评； ⑤记住离别1周的熟人（3~4人）； ⑥会用声音和动作表示要大小便
	体重	6.24~12.20千克	
	身高	62.7~77.4厘米	
	头围	40.4~48.4厘米	
	牙齿	2~4颗	
	女		
	体重	5.90~11.40千克	
	身高	61.3~75.6厘米	
	头围	39.5~47.2厘米	
	牙齿	2~4颗	
8月	男		①能够扶着栏杆站起来； ②可以坐得很好； ③会两手对敲玩具； ④会捏响玩具； ⑤会把玩具给指定的人； ⑥展开双手要大人抱； ⑦用手指抓东西吃； ⑧会用1~2种肢体动作表达语言
	体重	6.46~12.60千克	
	身高	63.9~78.9厘米	
	头围	41.0~48.9厘米	
	牙齿	可出2~4颗牙	
	女		
	体重	6.13~11.80千克	
	身高	62.5~77.3厘米	
	头围	40.1~47.7厘米	
	牙齿	可出2~4颗牙	
9月	男		①扶物站立，双脚横向跨步； ②拇指和食指能捏起细小的东西； ③能听懂自己的名字； ④能用简单语言回答问题； ⑤会随着音乐有节奏地摇晃； ⑥认识五官； ⑦会用3~4种肢体动作表达语言；
	体重	6.67~12.99千克	
	身高	65.2~80.5厘米	
	头围	41.5~49.4厘米	
	牙齿	出牙2~4颗	
	女		
	体重	6.34~12.18千克	
	身高	63.7~78.9厘米	

续表2-1

年龄	生理指标			发育指标
9月	女	头围	40.5~48.2厘米	⑧知道大人谈论自己，懂得害羞；
		牙齿	出牙2~4颗	⑨会配合穿衣
10月	男	体重	6.86~13.34千克	①会叫妈妈、爸爸；
		身高	66.4~82.1厘米	②认识常见的人和物；
		头围	41.9~49.8厘米	③能够独自站立片刻；
		牙齿	出牙4~6颗	④能迅速爬行；
	女	体重	6.53~12.52千克	⑤大人牵着手会走；
		身高	64.9~80.5厘米	⑥喜欢被表扬；
		头围	40.9~48.6厘米	⑦主动地用动作表达语言；
		牙齿	出牙4~6颗	⑧主动亲近小朋友
11月	男	体重	7.04~13.68千克	①大人牵一只手就能走；
		身高	67.5~83.6厘米	②能准确理解简单词语的意思；
		头围	42.3~50.2厘米	③会叫奶奶、姑、姨等；
		牙齿	出牙4~6颗	④能指出身体的一些部位；
	女	体重	6.71~12.85千克	⑤会竖起手指表示自己1岁；
		身高	66.1~82.0厘米	⑥不愿意母亲抱别人；
		头围	41.3~49.0厘米	⑦有初步的自我意识
		牙齿	出牙4~6颗	
1岁	男	体重	7.21~14.00千克	①不必扶，自己站稳能独走几步；
		身高	68.6~85.0厘米	②认识3~4处身体的部分；
		头围	42.6~50.5厘米	③认识3种动物；
		牙齿	出牙6~8颗	④会随儿歌做表演动作；
	女	体重	6.87~13.15千克	⑤能完成大人提出的简单要求；
		身高	67.2~83.4厘米	⑥不做成人不喜欢或禁止的事；
		头围	41.5~49.3厘米	⑦开始对小朋友感兴趣，愿意与小朋友接
		牙齿	出牙6~8颗	近、做游戏
2岁	男	体重	9.06~17.54千克	①完全能独立行走；
		身高	78.3~99.5厘米	②口语词汇量突飞猛进，到24个月时有
		头围	44.6~52.5厘米	可能达到近千字；
				③已颇具想象力；
		牙齿	16-20颗	④喜欢发条玩具和电动玩具；

续表 2-1

年龄	生 理 指 标			发 育 指 标
2岁	女	体重	8.70～16.77千克	⑤能自己上下台阶，较自然地跑步； ⑥需要一起玩的小朋友； ⑦独立性越来越强，开始显露挑衅性行为
		身高	77.3～98.0厘米	
		头围	43.6～51.4厘米	
		牙齿	16～20颗	
3岁	男	体重	10.61～20.64千克	①能完成一些简单的动作，如用铅笔或蜡笔画竖线、横线和圆圈、一页一页翻书、搭建超过6块积木的塔、拧紧或拧开广口瓶盖等； ②熟练地爬，脚步交替上、下楼梯，踢球，轻松地跑，骑三轮车，顺利弯腰而不倒下； ③能摆弄一些大纽扣、按扣和拉链； ④具备良好的平衡能力，并会拍球等； ⑤能动作协调地跑步，可做向上纵跳、立定跳远的动作； ⑥能背诵许多儿歌，并能用复杂的句子表达自己的意图； ⑦提问更全面，求知欲更加强烈； ⑧生气或遇到挫折感时会哭泣、踢打和尖叫
		身高	86.3～109.4厘米	
		头围	45.7～53.5厘米	
		牙齿	20颗	
	女	体重	10.23～20.10千克	
		身高	85.4～108.1厘米	
		头围	44.8～52.6厘米	
		牙齿	20颗	

3.婴幼儿发育的主要特点

婴幼儿发育的主要特点如图2-2所示。

特点一 ▷ 年龄越小，生长速度越快。婴儿期的发育速度是最快的，但生长速度不是直线上升，而是有阶段性的。如新生儿（出生至28天为新生儿）时以天为单位计算，1～3个月时以周为单位计算，4～6个月时以3个月为单位计算，6～12个月时以半年为单位计算，1～3岁时以年为单位计算

特点二 ▷ 婴幼儿生长发育有一定的顺序和方向，不能越级发展。如婴幼儿身体和运动技能的发展遵循从头到足的规律

特点三 ▷ 婴幼儿时期要完成从自然人到社会人的转变，从一个毫无生活自理能力的自然人初步转变为能适应社会生活的社会人

图 2-2 婴幼儿发育的主要特点

4.婴幼儿年龄阶段的规划

根据我国的生活条件和教育状况，一般将出生到成熟之间（0～18岁）的成长过程分为新生儿、婴儿、幼儿、学龄前儿童、适学儿童、少年和青年。

0～3岁可以统称为婴幼儿期，也可以细分为新生儿期（指0～1个月）、婴儿期（指0～1岁）、幼儿期（指1～3岁）。

婴儿的每个年龄阶段都有相对稳定的、独立的特点。如：新生儿期主要是适应外界生活的时期，每天都会有变化；婴儿期是需要生活照料较多的时期；幼儿期是学会走路、说话，开始独立活动的时期。

二、呼吸系统——气体交换站

1.婴幼儿呼吸系统

呼吸系统包括吸入氧气，排出二氧化碳，完成气体交换的一系列器官。具体地说，呼吸系统包括传送气体的呼吸道和进行气体交换的肺，如图2-3所示。

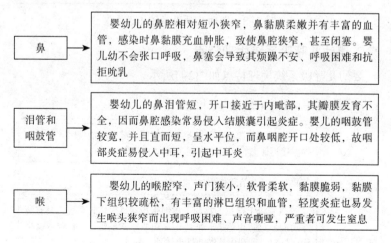

图2-3　婴幼儿呼吸系统

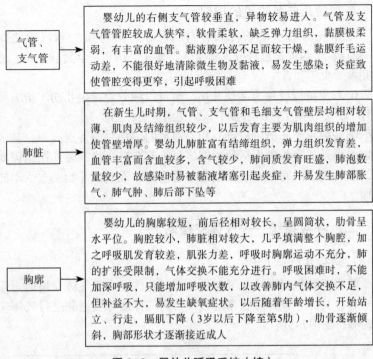

气管、支气管 ➤ 婴幼儿的右侧支气管较垂直，异物较易进入。气管及支气管管腔较成人狭窄，软骨柔软，缺乏弹力组织，黏膜极柔弱，有丰富的血管。黏液腺分泌不足而较干燥，黏膜纤毛运动差，不能很好地清除微生物及黏液，易发生感染；炎症致使管腔变得更窄，引起呼吸困难

肺脏 ➤ 在新生儿时期，气管、支气管和毛细支气管壁层均相对较薄，肌肉及结缔组织较少，以后发育主要为肌肉组织的增加使管壁增厚。婴幼儿肺脏富有结缔组织，弹力组织发育差，血管丰富而含血较多，含气较少，肺间质发育旺盛，肺泡数量较少，故感染时易被黏液堵塞引起炎症，并易发生肺部胀气、肺气肿、肺后部下坠等

胸廓 ➤ 婴幼儿的胸廓较短，前后径相对较长，呈圆筒状，肋骨呈水平位。胸腔较小，肺脏相对较大，几乎填满整个胸腔，加之呼吸肌发育较差，肌张力差，呼吸时胸廓运动不充分，肺的扩张受限制，气体交换不能充分进行。呼吸困难时，不能加深呼吸，只能增加呼吸次数，以改善肺内气体交换不足，但补益不大，易发生缺氧症状。以后随着年龄增长，开始站立、行走，膈肌下降（3岁以后下降至第5肋），肋骨逐渐倾斜，胸部形状才逐渐接近成人

图 2-3 婴幼儿呼吸系统（续）

2.婴幼儿呼吸系统生理特点

婴幼儿呼吸系统生理特点如图2-4所示。

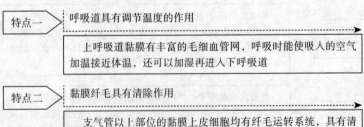

特点一 ➤ 呼吸道具有调节温度的作用

上呼吸道黏膜有丰富的毛细血管网，呼吸时能使吸入的空气加温接近体温，还可以加湿再进入下呼吸道

特点二 ➤ 黏膜纤毛具有清除作用

支气管以上部位的黏膜上皮细胞均有纤毛运转系统，具有清除功能，对防止感染、维持正常功能非常重要，一旦吸入微生物或颗粒，可利用其摆动排出体外

图 2-4 婴幼儿呼吸系统生理特点

特点三 ———➤ 肺回缩力的特点

> 婴幼儿肺回缩力与胸廓回缩力较成人小，故肺处于膨胀状态。若需氧量增加，由于缓冲气量较少，易发生换气不足

图2-4 婴幼儿呼吸系统生理特点（续）

三、心血管系统——人体运输管道

1.婴幼儿心血管系统

（1）心脏 婴幼儿时期心脏体积较成人稍大，但其与身体的比例随年龄的增加而下降。新生儿心脏约重20~25克，占体重的0.8%；1~2岁达60克，较新生儿时期重量增加两倍多，但只占体重的0.5%。出生后第一年心脏增加最快，7~9岁及青春期增长速度再次加快。

（2）大血管 新生儿大血管的弹力纤维少，故弹力不足，以后血管壁渐厚，弹力纤维增多，12岁时大血管的发育成熟程度才与成人相同。

2.婴幼儿心血管系统生理特点

婴儿出生时心脏的迷走神经发育尚未完善，交感神经占优势，故迷走神经中枢紧张度较低，对心脏抑制作用较弱，而交感神经对心脏作用较强。至5岁时，心脏神经装置开始具有成人的特征，10岁时完全成熟。年龄越小心律及血流速度也越快。婴幼儿血流循环时间平均12秒，学前期儿童需15秒，以后则需18~20秒。

四、消化系统——人体食物加工厂

婴幼儿正处于生长发育阶段，所需要的总能量较成人多，消化器官发育尚不完善。如果胃肠道受到某些轻微刺激，比较容易发生技能失调。

（1）口腔

①婴儿口腔容量小，齿槽发育较慢，口腔浅，硬腭穹隆较平，舌短宽而厚，唇肌及咀嚼肌发育良好，且牙床宽大，颊部有坚厚的

脂肪垫。这些特点为吸吮动作提供了良好条件。新生儿出生时已具有吸吮和吞咽反射能力，生后即可吮奶。

②新生儿及婴儿口腔黏膜非常细嫩，血管丰富，易受伤，清洁口腔时需谨慎擦洗。

③婴儿唾液腺发育慢，分泌量极少，口腔比较干燥。生后3～4个月时唾液分泌开始增加，5～6个月时显著增多，由于口底浅，故常发生流涎，称为生理性流涎。

④牙齿发育变化大，婴儿出生时乳牙尚未萌出，不能咀嚼食物，4～10个月时开始出牙，2岁左右长齐，乳牙一般有20颗。乳牙的生长顺序一般是先从中间的上下两颗开始长出，然后是两侧萌出。牙齿名称及萌出时间如图2-5所示。

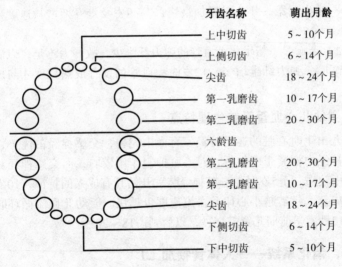

牙齿名称	萌出月龄
上中切齿	5～10个月
上侧切齿	6～14个月
尖齿	18～24个月
第一乳磨齿	10～17个月
第二乳磨齿	20～30个月
六龄齿	
第二乳磨齿	20～30个月
第一乳磨齿	10～17个月
尖齿	18～24个月
下侧切齿	6～14个月
下中切齿	5～10个月

图2-5　牙齿名称及萌出时间图

乳牙牙釉质薄，牙本质较松脆，容易被腐蚀形成龋齿。一旦发生龋齿，发展很快，短时间内就可穿透牙髓腔，引起疼痛。

（2）食管　婴儿的食管呈漏斗状，黏膜纤弱，腺体缺乏，弹力组织及肌层尚不发达，如哺乳时咽入空气，容易溢乳。

（3）胃　新生儿的胃呈水平位，刚会走时，位置逐渐变为垂直。新生儿的胃容量为30~60毫升，3个月时为90~150毫升，1岁时为250~300毫升。由于胃容量有限，故每天喂食次数多。胃平滑肌发育尚未完善，在充满液体食物后易使胃扩张，吸吮时常吸入空气。贲门张力低，易使婴儿发生呕吐或溢乳。

（4）肠 新生儿的肠长度约为身长的8倍，婴儿超过6倍，而成人仅为身长的4~5倍。肠黏膜细嫩，富有血管及淋巴管，小肠的绒毛发育良好，肠肌层发育差，肠系膜柔软而长，黏膜下组织松弛，易发生肠套叠及肠扭转。婴儿肠壁较薄，其屏障功能较弱，肠内毒素及消化不全的产物易经肠壁进入血液，引起中毒症状。

（5）胰腺 胰腺对新陈代谢起到重要作用，既分泌胰岛素又分泌胰液，后者进入十二指肠发挥多种消化酶的消化作用。数个月大的婴儿，其胰腺结构发育尚不成熟，缺少结缔组织，但血管丰富。

（6）肝、脾 新生儿的肝脏较成人大，到10个月大时为出生时重量的2倍，3岁时则增至3倍。肝脏富有血管，结缔组织较少，肝细胞小，再生能力强，不易发生肝硬化。

五、泌尿系统——人体废物处理场

1.婴幼儿泌尿系统

泌尿系统包括肾脏、输尿管、膀胱及尿道。肾脏不仅是重要的排泄器官，也是维持机体内环境稳定的重要调节器官和内分泌器官。婴幼儿泌尿系统如图2-6所示。

肾脏	新生儿的肾脏相对较大，出生时二肾约重25克（约占体重的1/120），逐渐增长至成人时的300克（占体重的1/200）。肾表面凹凸不平，呈分叶状，位置较低，下端可低至髂嵴以下第4腰椎水平，2岁以下婴幼儿腹部触诊时容易扪及肾脏（尤其是右肾）。肾表面分叶至2~4岁才消失，随着躯体长高，肾脏位置逐渐升高，最后达到腰部
输尿管	婴幼儿的输尿管较长且弯曲，管壁肌肉及弹力纤维发育不良，容易扩张，受压及扭曲时导致梗阻，造成尿潴留而诱发感染

图2-6 婴幼儿泌尿系统

膀胱 ▷ 　婴幼儿的膀胱位置较高，尿充盈时易升入腹腔，随年龄增长逐渐下降至盆腔内。膀胱黏膜柔软，肌肉层及弹力纤维发育不良，同时输尿管与膀胱连接处斜埋于膀胱黏膜下的一段输尿管较直而短，故防止尿液反流能力差，膀胱内压力增高时易出现膀胱输尿管反流而诱发尿道感染。随年龄增长，此段输尿管增长，肌肉发育成熟，抗反流机制也随之加强

尿道 ▷ 　新生女婴的尿道仅1厘米长，外口暴露且接近肛门，易受粪便污染。男婴的尿道较长（5~6厘米），但常有包茎，积垢时也可引起细菌性感染

图2-6　婴幼儿泌尿系统（续）

2.婴幼儿泌尿系统生理特点

　　足月儿出生时肾脏已能有效发挥作用，一般情况下能够完成肾脏生理机能，但储备能量差，调节机制不够成熟，在喂养不当、发生疾病的状态下，易出现功能紊乱。出生后机体内环境的调节主要依靠肾脏维持，随着生理要求的提高，肾功能迅速增长，到1~1.5岁后各项肾功能按体重或体表面积计算已接近成人水平。

六、内分泌系统——人体化学信使

　　内分泌系统的主要功能是促进和调节人体生长、发育、性成熟和生殖等生命过程。激素是内分泌系统借以调节机体生理代谢活动的化学信使，由各种内分泌细胞合成、储存和释放。在人体内，多数内分泌细胞集中形成特殊的内分泌腺体，如脑垂体、甲状腺、甲状旁腺、胰岛、肾上腺和性腺等，但也有些内分泌细胞分散于某些脏器或广泛散布于全身组织中。

七、运动系统——人体动力装置

　　婴幼儿运动系统的特点见表2-2。

表2-2 婴幼儿运动系统的特点

序号	特点	说明
1	骨骼生长速度快	婴幼儿正处于身高迅速增长时期，其骨骼不断地增长、加粗。同时，骨骼外层的骨膜比较厚，血管丰富，从而有利于儿童骨骼的生长和骨组织的再生及修复
2	骨骼数量多于成人	婴幼儿髋骨总数比成人多，主要是因为一些骨骼尚未融合连接成一个整体。例如，成人的骨骼是一块整骨，婴幼儿的髋骨则是由骨骼、坐骨和耻骨三块骨头连接在一起，7岁左右才逐渐骨化融合成为一块完整的骨头
3	骨骼柔软易弯曲	婴幼儿骨骼含骨胶原蛋白等有机物多，骨骼柔软，弹性大，可塑性强。婴儿可以做许多成人无法做的动作，如吃自己的脚，但同时也很容易出现变形、弯曲
4	头部骨骼尚未发育好	新生儿出生时头部骨头之间有很大的缝隙。颅顶有两处仅有一层结缔组织膜覆盖，分别称前囟门和后囟门。婴儿的骨缝要到4~6个月才能闭合，后囟门在3个月左右闭合，前囟门到1~1.5岁时闭合
5	脊柱的生理弯曲	婴儿出生时脊柱是直的，弯曲是随着动作发育逐渐形成的。一般婴儿在3个月抬头时出现颈曲，6个月能坐时出现胸曲，10~12个月学会走路时出现腰曲。7岁前形成的弯曲还不是很固定，当儿童躺下时弯曲可消失。7岁后随着韧带发育完善，弯曲才固定下来
6	腕骨的钙化	出生时婴儿的腕部骨骼均为软骨，6个月时才逐渐出现骨化中心，10岁左右腕骨才全部钙化完成。因此，婴幼儿手部力量小，不能拿重物
7	关节发育不全	婴幼儿关节窝浅，关节韧带松弛，容易发生关节脱臼
8	足弓尚未形成	婴儿的脚没有足弓，直到学会站立和行走时，才开始出现足弓。婴儿的肌肉力度小、韧带发育不完善，长时间站立、行走或负重，或经常不活动可导致脚底肌肉疲劳，韧带松弛，出现扁平脚，影响行走和运动
9	肌肉力量小	婴儿肌纤维细，肌肉的力量和能量储备少，肌肉收缩力较差，容易发生疲劳，不能负重

续表 2-2

序号	特点	说明
10	肌肉发育顺序	婴幼儿的肌肉发育按照从上到下、从大到小的顺序进行，先发育颈部肌肉，然后是躯干，再四肢。先发展大肌肉群，如腿部、胳膊；再发展小肌肉群，如手部小肌肉。因此，婴幼儿通常先学会抬头、坐、立、行、跑、跳等大动作，手部的精细动作要到5岁左右才能学会

八、神经系统——人体指挥中心

婴幼儿神经系统的特点如图2-7所示。

特点一　脑发育迅速

　　婴幼儿的大脑发育十分迅速，脑重量增长很快。通常，刚出生的新生儿脑重量平均为350克，1岁时可达950克，6～8岁即接近成人水平，达1 200克（成人脑重量为1 400～1 500克）

特点二　大脑功能发育不全

　　婴幼儿的大脑尚未完全建立起各种神经反射，所以在运动、语言、思维等各方面的能力都不及成人，需要用大量的信息刺激，帮助其建立起各种感觉通道

特点三　神经髓鞘化

　　髓鞘是指包裹在某些神经突起外面的一层类似电线绝缘体的磷脂类物质，可以起到防止"跑电""串电"，使人的动作更准确的作用。刚出生时婴儿的神经细胞缺乏髓鞘，因而做许多动作时都不精确，通常到6岁时才能完成神经纤维髓鞘化

特点四　大脑容易兴奋，易疲劳

　　婴幼儿的大脑对外界刺激非常敏感，很容易兴奋。因此，婴幼儿容易激动，注意力不能持续集中，不能长时间做一件事，容易疲劳

图 2-7　婴幼儿神经系统的特点

特点五 ⟩ 小脑发育晚

　　婴儿出生时脑干、脊髓已发育成熟，但小脑发育较晚。3岁左右时小脑功能才逐渐完善。1~3岁的平衡能力差，走路不稳，动作协调性比较差，容易摔跤

特点六 ⟩ 自主神经发育不全

　　婴儿的自主神经发育不全，表现为内脏器官的功能活动不稳定，如婴儿的心跳和呼吸频率较快，节律不稳定，肠胃消化功能容易受情绪影响

图2-7　婴幼儿神经系统的特点（续）

九、感觉系统——人体与外界沟通的途径

1.婴幼儿皮肤的特点

婴幼儿皮肤的特点如图2-8所示。

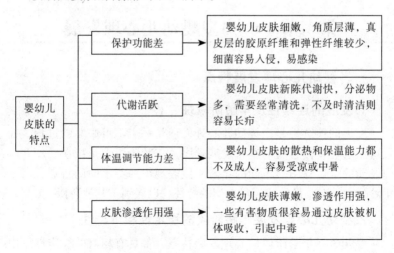

| | 保护功能差 | 婴幼儿皮肤细嫩，角质层薄，真皮层的胶原纤维和弹性纤维较少，细菌容易入侵，易感染 |

婴幼儿皮肤的特点

- 保护功能差 → 婴幼儿皮肤细嫩，角质层薄，真皮层的胶原纤维和弹性纤维较少，细菌容易入侵，易感染
- 代谢活跃 → 婴幼儿皮肤新陈代谢快，分泌物多，需要经常清洗，不及时清洁则容易长疖
- 体温调节能力差 → 婴幼儿皮肤的散热和保温能力都不及成人，容易受凉或中暑
- 皮肤渗透作用强 → 婴幼儿皮肤薄嫩，渗透作用强，一些有害物质很容易通过皮肤被机体吸收，引起中毒

图2-8　婴幼儿皮肤的特点

2.婴幼儿眼睛的特点

① 婴儿的眼球比成人小，6个月时眼球只有成人的2/3大，其眼

轴距离比发育完全的正常眼睛还短，所以，影像会成形在视网膜之后，形成远视。

②眼睛调节能力强。婴儿的晶状体弹性好，调节能力强，尽管是生理性远视，但对于较近的物体仍能看得比较清楚。

③眼睛容易近视。婴儿由于远视，看近物时需要收缩睫状体使晶状体突出。长时间看近物，容易造成睫状体疲劳，眼睛调节能力下降，晶状体突度增大，使物像聚焦在视网膜前，看远物不清晰。

3.婴幼儿耳的特点

①耳咽管短、平。人体中耳内有一管道与咽部相通，称为耳咽管。婴幼儿的耳咽管短、管径宽，呈水平位置，上呼吸道的细菌、病毒等病原体十分容易从耳咽管进入中耳，引起中耳炎。

②对噪声敏感。婴幼儿对噪声比较敏感，当噪声达到60分贝时，就会影响婴幼儿休息。

第二节　0~3岁婴幼儿心理发展

一、婴幼儿心理发展特点

1.发展的连续性及年龄阶段性

发展的连续性是指婴幼儿心理发展是一个不可中断的过程，而且这一过程有其自身的逻辑发展顺序。年龄阶段性是指在婴幼儿心理发展的全过程中，不同的年龄阶段表现出一些不同的特点，每一年龄阶段都有其最一般、最典型的特征，以区别于其他阶段。

2.婴幼儿心理发展年龄阶段的稳定性和可塑性

婴儿每一年龄阶段的心理发展特点，都具有相对的稳定性。由于所处的时代不同，社会和教育条件不同，身心成熟状态不同，心理发展的变化也表现出一定的可塑性。从前一阶段向后一阶段过渡的时间可能略有早晚，但阶段不能跳跃，顺序是一致的。在每一阶段，各种心理发展变化的过程或速度也会有个体差异，但差异是在量的水平上，而不是在质的水平上。

3.婴幼儿心理发展是整个儿童心理发展的早期阶段

婴幼儿心理发展的好坏对其以后的发展有重要作用。婴幼儿阶段心理发展速度最快。例如，婴儿出生时还不会说话，到3岁左右，已经可以说出和理解1 000多个词汇；新生儿的脑重只有350～400克，3岁时已达1 000克左右，是出生时脑重的2.5倍左右；新生儿主要靠感官（眼、耳、口、手、鼻、体肤）认识周围世界，3岁时不仅有了相当的观察、记忆、思维能力，而且情绪和情感也大大丰富了。婴幼儿的心理发展为儿童成熟期的心理发展奠定了基础，人的基本语言能力、典型动作和行为方式、各种心理能力、基本情绪和情感获得等都是在这一阶段初步形成的。

二、婴幼儿心理发展要点

0～3岁婴幼儿心理发展包含许多方面，其中感知觉能力、记忆能力、思维能力、想象能力、注意特性、人际交往关系、自我意识水平、情绪和情感特点、意志特征、气质特征等都是非常重要的。与上述诸多方面密切相关的语言发展状况、动作能力发展状况对婴幼儿心理的发展有重要作用。

1.感知觉能力的发展

感觉能力和知觉能力是两种不同的能力，但又密切相关。感觉反映当前客观事物个别属性的认识过程，如物体的声、色、冷、热、软、硬等。知觉反映当前客观事物整体特征的认识过程，它是在感觉的基础上形成的。任何一个客观事物都包含多方面的属性，单纯靠某一种感觉是不能全面把握的。

①感觉能力的发展。新生儿凭借完好的感觉器官最先发展起各种感觉。最早出现的是皮肤感觉（触觉、痛觉等），其后逐步表现出敏锐的嗅觉、味觉、视觉和听觉。

②知觉能力的发展。婴儿约6个月能够坐起来的时候，可以较好地完成眼手协调的活动。手在视野范围内完成操纵、摆物品的活

动，这是利用知觉能力综合认识物品特性的过程。一直到3周岁左右，婴儿的各种知觉能力飞快发展。

2.记忆能力的发展

1岁以前的婴儿记忆能力比较差。5~6个月时婴儿可以记住自己的妈妈，但保持的时间很短。在反复出现的情况下，可以逐步认识周围熟悉的事物，保持对事物的记忆。

1岁以后幼儿的活动范围不断扩大，认识的事物增多，能够记住越来越多的东西。但是，这时的记忆无意性很强，主要凭借兴趣认识并记住自己喜欢的事物，记忆过程缺乏明确的目的。随着言语的发展、认识事物表象的积累及稳定性增强，开始形成主动提取眼前不存在的客体的意向。

2岁左右幼儿可以有意识地回忆以前的事件，不过这种能力还很弱。这种能力的出现和发展与言语能力的发展密切相关。

3.思维能力的发展

人的思维有几种不同的方式，并能在成人头脑中并存。但是从发生、发展到成熟的程序看，它们并不是同时发生的，大约要经历18~20年的时间。

0~1岁是婴儿思维方式的准备时期，凭借手摸、体触、口尝、鼻闻、耳听、眼看，发展起感知觉能力，并在复杂的综合知觉的基础上，产生萌芽状态的表象。正是基于这种表象的产生，在语言的参与下，开始产生萌芽状态的思维现象。

1~3岁阶段幼儿主要产生的是人类的低级思维形式，即感知动作思维，又称直觉行动思维。

感知动作思维是指思维过程离不开直接感知的事物和操纵事物动作的思维方式，婴幼儿只有在直接摆弄具体事物的过程中才能思考问题。

4.想象能力的发展

想象是对已有表象进行加工改造，建立新形象的心理过程。人类的想象活动是借助于词汇实现，是对已有表象进行的带有一定创造性分析的综合活动。

新生儿没有想象能力。1岁之前的婴儿虽然可以重现记忆中的某些事物，但还不能算是想象活动。

1~2岁的幼儿，由于个体生活经验不足，头脑中已存的表象有限，而表象的联想活动也比较差，再加上言语发展程度较低，所以只有萌芽状态的想象活动。他们能够把日常生活中某些简单的行动反映在自己的游戏中。例如，把一块饼干放到娃娃嘴里，或者抱娃娃睡觉等。

3岁左右的幼儿，随着生活经验的不断积累和语言的发展，可以产生模仿成人社会生活情节的想象活动，进行有简单主题和角色的游戏。例如，带上一个"听诊器"，装扮成大夫给"病人"看病；拿上一件小衣服，装扮成"妈妈"给"孩子"穿衣服等。

3岁以前的幼儿想象的内容也比较简单，所产生的行为一般是他所看到的成人或其他大孩子某个简单行为的重复，属于再造想象的范围，缺乏创造性。这个年龄阶段的想象经常缺乏自觉的、确定的目的，只是零散的、片断的东西。

5.注意特性的变化

注意是一种心理特性，而非独立的心理过程，通常总是伴随着感知觉、记忆、思维、想象等活动表现出来，如注意听、看，全神贯注地想或记等。

注意可分为无意注意和有意注意两种。无意注意是一种事先没有预定目的，也不需要意志努力的注意；有意注意是一种主动服从于一定活动任务的注意，为了保持这种注意，需要一定的意志努力。在整个0~3岁阶段，无意注意占有主导的地位，有意注意还处于萌芽状态。

3个月左右的婴儿可以比较集中注意于感兴趣的新鲜事物，5~6个月时婴儿能够比较稳定地注视某一物体，但持续的时间很短。

1~3岁的幼儿，随着活动能力的发展和活动范围的扩大，接触的事物及感兴趣的东西越来越多，无意注意迅速发展，如2岁多时幼儿对周围的事物及其变化、对别人的谈话都会表现出浓厚的兴趣。

而且相距几个月专注变化就很大：1岁半时能集中注意5～8分钟；1岁9个月时能集中注意8～10分钟；2岁时能集中注意10～12分钟；2岁半时能集中注意10～20分钟。

3岁前幼儿有意注意刚刚开始发展，水平较差。随着言语的发展和成人的引导，幼儿开始把注意集中于某些活动目标。例如，幼儿开始注意看少儿电视节目，如果节目不能引起兴趣，他们的注意便会转移。

6. 人际交往关系的发展变化

婴幼儿的人际交往关系有一个发生、发展和变化的过程。首先发生的是亲子关系，其次是玩伴关系，最后是逐渐发展起来的群体关系。0～3岁阶段主要发生的是前两种交往关系。

0～1岁阶段主要建立的是亲子关系，即婴幼儿同父母的交往关系。父母是婴儿最亲近的人，也是接触最多的人。在关怀、照顾的过程中，父母对婴儿的体肤接触、感情展示、行为表现和语言刺激，这些都会对婴儿的成长产生深刻的影响。

1岁以后，随着动作能力和言语能力的发展及活动范围的扩大，幼儿开始表现出强烈追求小玩伴的心愿，于是出现玩伴交往关系。玩伴交往关系对人的发展起着至关重要的作用，它可以与亲子关系共存，但不能由亲子关系来代替。这种关系的缺失会形成不健康的心理。

3岁前进行的玩伴交往活动常常是一对一的，但建立群体的玩伴交往关系还有一定程度的困难。

7. 自我意识的发展

自我意识是意识的一个方面，包括自我感觉、自我评价、自我监督、自尊心、自信心、自制力、独立性等。它的发展是人的个性特征形成的重要标志之一。

幼儿1岁左右，在活动过程中，通过自我感觉逐步认识"生物人"自我。从2岁到满3岁，随着生活范围的扩大，社会经验的积累，语言能力的完善，开始逐步把握"社会人"的自我。

8.情绪和情感的发展

0～3岁婴幼儿的情绪和情感的最大特点是冲动、易变、外露，年龄越小特点越突出。婴幼儿的情绪更多地受外在环境变化的影响，而不是被稳定的主观心态所左右。

婴幼儿的基本情绪有8～10种，它们不是同时出现，而是随着个体的成长、成熟而逐步出现，其诱发因素各不相同，详见表2-3。

表 2-3　婴儿情绪发生时间表

情绪类型	最早出现时间	诱因	经常出现时间	诱因
痛苦	出生后1～2天	机体生理刺激	出生后1～2天	机体生理刺激
厌恶	出生后1～2天	不良气味或味道	出生后3～7天	不良气味或味道
微笑反应	出生后1～2天	睡眠中机体生理过程的节律反应	1～3周	睡眠中机体生理过程的节律反应或触及面颊
兴趣	出生后4～7天	适宜的光、声刺激	3～5周	适宜的光、声刺激，或运动物体
愉快（社会性微笑）	3～6周	高频语音和人的面孔	2.5～3个月	人面孔刺激或面对面玩耍
愤怒	4～8周	持续痛刺激	4～6个月	持续痛刺激，或身体活动持续受限制
悲伤	8～12周	持续痛刺激	5～7个月	与熟人分离
惧怕	3～4个月	身体突然从高处降落	7～9个月	陌生人或十分新奇的物体
惊奇	6～9个月	新异刺激突然出现	12～15个月	新异刺激突然出现
害羞	8～9个月	熟悉环境中有陌生人接近	12～15个月	熟悉环境中有陌生人接近

9. 意志力的发展

新生儿的行为主要受本能的反射支配，没有意志力，饿了就要吃，困了就立即睡。在1~12个月阶段，婴儿开始产生一些不随意运动，进而有随意运动，即学会的运动。如玩弄玩具，摆弄物品，奔向某个目标的爬行甚至走路等。初步的运动能力的掌握和运动的目的性，为婴儿意志力的产生奠定了基础。

1~3岁的幼儿，随着语言能力的飞速发展，各种典型动作能力的形成以及自我意识的萌芽，幼儿带有目的性的、受言语调节的随意运动越来越多。开始是由成人用言语调节幼儿的行为，诱导幼儿做某些事情，禁止做某些事情。以后是幼儿自己用言语来调节自己的行为，"我要干什么""我不要干什么"，这种具有明显独立性的行为更多地出现在2~3岁阶段。幼儿开始在自己的言语调节下有意地行动或抑制某些行为，但时间极短。例如，坐下等待开饭，等热水稍凉一些再喝等。他们的行动更多地受当前目的物和行为欲望的支配，有很大的冲动性。

10. 气质特征

幼儿气质特征是儿童个性发展的最原始基础，具有先天的性质，父母是无法选择的。但在气质基础上，儿童个性的形成受后天环境、教育条件的影响极大。充分了解幼儿的气质特征，并有针对性地采取良好的、适宜的环境刺激，施加相应的教育影响，能够促进儿童良好个性的形成。

11. 言语能力的发展

言语是引导儿童认识世界的基本手段之一。它不是生来就有的，而是后天学会的。0~3岁阶段是婴幼儿言语发展的早期阶段，大体可以分为两个时期：

0~1岁为婴儿言语的发生期，包括咿呀学语、开始听懂别人的话和自己说话三个阶段。

1~3岁为幼儿言语的初步发展期，包括词汇的发展、句式的掌握和口语表达三个阶段。

12.动作能力的发展

婴幼儿第1年是动作能力发展最迅速的时期。动作发展包括大动作和精细动作两个方面，其发展遵循如图2-8所示规律。

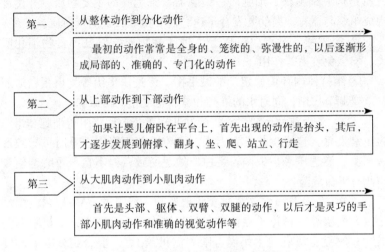

第一 从整体动作到分化动作

最初的动作常常是全身的、笼统的、弥漫性的，以后逐渐形成局部的、准确的、专门化的动作

第二 从上部动作到下部动作

如果让婴儿俯卧在平台上，首先出现的动作是抬头，其后，才逐步发展到俯撑、翻身、坐、爬、站立、行走

第三 从大肌肉动作到小肌肉动作

首先是头部、躯体、双臂、双腿的动作，以后才是灵巧的手部小肌肉动作和准确的视觉动作等

图 2-8　婴幼儿动作能力的发展规律

第三节　0～3岁婴幼儿营养

婴幼儿生长发育快，代谢旺盛，需要得到足量优质的营养素，才能满足生长发育和生理活动的需要。而婴幼儿消化功能尚未完善，对营养的消化吸收和利用受到限制，如果喂养不当，不但会引起消化道功能紊乱，而且会因营养不良而影响健康成长。

一、基本营养

营养是维持人类生存的主要营养物质，一般来说包括六大类，即蛋白质、脂肪、碳水化合物、矿物质、维生素和水。

1.蛋白质

（1）蛋白质的主要生理作用

①蛋白质是细胞的基本构成部分之一，是生命的"根源"。蛋白质是构成细胞核、细胞质、细胞器、细胞膜的主要物质，并由此构成组织与器官。婴幼儿发育迅速，需要摄取大量的蛋白质。

②构成酶、激素、抗体等生理活性物质，以发挥食物消化吸收、增强免疫力等作用。

③维持体内环境稳定。酸碱平衡、渗透压平衡等均由蛋白质起着重要调节作用，同时水的维持和分布也受蛋白质影响。

（2）蛋白质缺乏的影响　婴幼儿缺乏蛋白质将阻碍细胞和组织的正常发育，造成生长发育迟缓，免疫功能下降，严重时可导致酸碱平衡、渗透压平衡失调。蛋白质缺乏所致营养不良严重时会使婴幼儿有生命危险。

（3）蛋白质的需要量和食物来源　一般来说，3岁以内的婴幼儿，人乳喂养每日每千克体重需供给蛋白质2～2.5克，牛奶喂养需供给3～4克，母乳、牛奶混合喂养需供给3克。混合膳食喂养的婴儿，动物蛋白质最好不少于蛋白质总量的一半。婴儿每日蛋白质供给量应占总能量15%以上，若供给不足会引起消瘦、贫血、抵抗力下降等。蛋白质广泛存在于蛋、奶、瘦肉、鱼、豆制品及小麦、大米等食物中。所以，多样化的膳食结构对于均衡摄取各种不同类型的蛋白质及氨基酸非常重要。

2.脂肪

（1）主要生理作用　脂肪的主要生理作用如图2-9所示。

作用一	储存热能，随时被人体利用。脂肪是体内产生热能最多的热源物质，1克脂肪可产生9卡的热量，比蛋白质或碳水化合物氧化产生的热量大1.25倍，称为热能的"金库"
作用二	保温、保护。存在于体内各处的脂肪起到隔热保温的作用，同时对各脏器、组织、关节等像"软垫子"一样起到支撑、固定、保护的作用，防止损伤

图2-9　脂肪的主要生理作用

作用三	促进生长发育。脂肪是构成组织、细胞的主要成分，是婴儿生长发育的重要物质基础，对脑的发育尤为重要
作用四	溶剂的作用。溶解并有助于脂溶性维生素的吸收和利用
作用五	含有脂肪的膳食一般比较香，口感好，可增强食欲，并延缓胃排空时间，维持饱感，减轻胃肠负担

图2-9　脂肪的主要生理作用（续）

（2）脂肪缺乏与过量的影响　脂肪摄入不足会影响大脑的发育，引发某些皮肤病（如湿疹），以及脂溶性维生素缺乏症、婴幼儿生长迟缓等。脂肪摄入过多会导致消化缓慢，消化不良，并且会引起肥胖，增加心脏和其他器官的负担。

（3）食物来源和供给量　植物油所含的脂肪酸较动物脂肪丰富，而花生油、豆油、麻油又比菜油多。动物脂肪中禽类比猪油的必需脂肪酸高，牛、羊油的最少。

植物油比动物油脂好，同时含大量维生素C（其消化率多在95%）。但动物脂肪中奶油、鱼油消化率高，且富含维生素A、D，这恰恰是植物油中所缺乏的。因此动、植物油应加以搭配，平衡饮食。

3.碳水化合物

（1）主要生理作用　碳水化合物的主要生理作用在于供给人体热能。碳水化合物是体内主要供能物质，是热量的"加油站"，它提供氨基酸在体内合成蛋白质所需的热量，能够促进婴幼儿生长发育。

（2）碳水化合物缺乏与过量的影响　碳水化合物缺乏会造成婴幼儿生长发育迟缓，体重减轻，容易疲劳、头晕等。碳水化合物摄入过量则转化成脂肪储存，造成肥胖，易产生腹泻。

（3）食物来源及供给量　碳水化合物主要来自谷物类、根茎类食物和食糖。

碳水化合物没有推荐摄入量，因为碳水化合物来源广，取之容易。因各地饮食习惯不同，对碳水化合物的摄取差别甚大。一般认为，碳水化合物供能占全日总热量要求的45%～55%，也应以这样的比例对婴幼儿的膳食进行安排。

4.矿物质

矿物质是人体的重要组成部分，是人体代谢的"管家"，有维持和调整机体代谢平衡的功能。现将容易缺乏又对婴幼儿生长发育影响较大的矿物质、微量元素作重点介绍（需要注意的是，没有重点介绍的元素也应注意摄入）。

（1）钙　钙是构成人体骨骼和牙齿的重要成分之一，可促进血液凝固，参与心脏和肌肉的收缩与舒张，完成神经冲动的传导，维护细胞膜的通透性，对多种酶有激活作用。婴幼儿长期缺钙会使骨骼、牙齿发育不正常，引起佝偻病和手足抽搐。

0～6个月婴儿每天需钙量为400毫克，7个月至2岁为600毫克，3岁为800毫克。一般食物中所含钙质只有10%～30%被人体吸收。仅靠食物中的钙很难满足婴幼儿的需要，服用钙片虽有帮助，但吸收率低。

服用奶及奶制品是补充钙的最自然而有效的途径，且吸收率高。海产品（如虾皮、紫菜等）、豆类、蔬菜中的叶菜类钙含量高，食物中钙磷比为1∶1时钙吸收率最高。

（2）铁　铁缺乏易引起血红细胞减少，产生缺铁性贫血，影响体格和智能发育。婴幼儿对铁的需要量比成人多，新生儿从母体中获得的铁只够出生后约4个月生长发育的需要。因此，应及时补充富含铁的食物。儿童9岁以前每天需吸入铁10毫克。

动物性食物如肝脏、血和瘦肉内含较多血红素铁，最容易被人体吸收；豆类、绿叶蔬菜、蛋中的铁含量也高，但属非血红素铁；乳类食物中含铁量最低，但母乳中铁的吸收率高达50%～80%，对婴幼儿十分有益。

（3）锌　锌具有促进细胞分裂、生长的作用，是促进婴幼儿生长发育的重要元素之一。锌对人体味觉功能有很大影响。锌缺乏会引起食欲减退、味觉异常、生长迟缓，出现矮小症、性功能发育不良、伤口愈合慢，影响智力发展。还可导致异食癖，如吃土、吃纸等习惯。锌在肉类、动物肝脏、鱼类、牡蛎等食物中含量高。1岁以内的婴儿每天需锌3~5毫克，1~3岁每天需锌10毫克。

（4）碘　碘主要用于制造甲状腺素。碘缺乏会引起甲状腺功能不足（地方性甲状腺肿）、小儿发育迟缓、智力低下、呆傻等。海产品碘含量高，如紫菜、海带和海盐等。1岁以内的婴儿每天需40~50微克碘，1~3岁需70微克碘。

5.维生素

（1）维生素A　维生素A能维持正常的视觉功能，维持皮肤、眼睛、口腔、呼吸道、泌尿生殖道等的正常生理功能，促进机体的生长发育。

维生素A缺乏易引起眼干燥症、夜盲、角膜溃疡、皮肤干燥、毛发枯干、婴幼儿生长发育迟缓；摄入过量易导致维生素A中毒，表现为四肢疼痛、过度兴奋、生长停滞、脱发、婴儿囟门隆起、颅压增高。

维生素A广泛存在于动物性食品中，肝脏、鱼肝油、蛋黄、奶类食物中维生素A含量丰富。橙色或深绿色的水果和蔬菜中所含的胡萝卜素，可在人体内转化成为维生素A。高温油炸可导致食物中的维生素A损失。

0~1岁婴儿每天需要200微克维生素A，1~3岁幼儿每天需300~500微克维生素A。

（2）维生素B_1　维生素B1缺乏可出现食欲差、精神不振、恶心、呕吐、腹胀，严重者可致惊厥、昏迷，2~5个月婴儿可发生猝死。若母乳中缺乏维生素B_1，可引起婴儿脚气病。

瘦肉、牛肉、粗制谷物食品及豆类含维生素B_1丰富，鸡蛋、鱼及一些新鲜蔬菜（如芹菜叶）等含量也较多。维生素B_1易溶于水，蔬菜煮熟后，大部分溶于菜汤中。为保留食物中的维生素B_1，米不宜过分淘洗、浸泡。0~1岁婴儿每天需要0.4毫克维生素B_1，1~3岁幼儿每天需要0.6~1.0毫克维生素B_1。

（3）维生素B_2　维生素B_2缺乏会引起角膜充血和畏光，口唇干裂、口角炎、舌乳头增大、阴囊或会阴炎和生长发育迟缓等。

一般认为机体不能储存维生素B_2，若不每天摄食则易患缺乏症。动物内脏、蛋类、乳类、绿叶蔬菜、全麦产品、豆类等，维生素B_2含量丰富。0～1岁婴儿每天需要0.4毫克维生素B_2，1～3岁幼儿每天需要0.6～1.0毫克B_2。

（4）维生素C 维生素C促进组织胶原蛋白合成，可维持血管、肌肉、骨、牙的正常功能。婴幼儿维生素C缺乏易患败血症。

维生素C广泛存在于新鲜水果、蔬菜和植物叶子中。柑橘、鲜枣、山楂、西红柿、辣椒、豆芽、猕猴桃、松叶及番石榴中维生素C含量最丰富。0～1岁婴儿每天需维生素C 30毫克，1～3岁幼儿每天需维生素C 30～45毫克。

（5）维生素D 维生素D可促进钙和磷的吸收及骨中钙的沉淀，有利于骨的钙化，促进牙齿和骨骼的生长。维生素D缺乏是引起儿童佝偻病的主要原因。但长期过量则可造成维生素D中毒，症状是厌食、呕吐、腹泻、头痛、嗜睡、多尿、血钙升高等。

动物肝脏、鱼肝油、禽蛋类食物、奶类中维生素D含量不高，但人奶的钙、磷比例合适，钙的吸收率较高，所以母乳喂养婴儿时患佝偻病的较少。而牛奶中钙的吸收率较低，所以人工喂养需补充富含维生素D的食物。另外，维生素D可由人体经紫外线照射后生成，日光浴是取得维生素D经济、可靠的方法。由于紫外线不能穿透衣服和玻璃，所以提倡多做户外活动，适当接触阳光。婴儿每天需要10微克维生素D。

（6）维生素E 维生素E具有防止细胞老化及被破坏的作用，与性器官成熟及胚胎发育也有一定关系。维生素E缺乏的新生儿、早产儿可产生红细胞溶血性贫血。

维生素E广泛存在于植物胚芽油，如花生油、玉米油中，绿色蔬菜和豆类中也有。母乳中的维生素E含量较牛乳多6倍，初乳为成熟乳的3倍，特别适合喂养早产儿。

未成熟儿尤其是新生儿对维生素E需求量大。0～1岁婴儿每天需维生素E 3～4毫克，1～3岁每天需维生素E 4毫克。一般情况下不会发生维生素E缺乏的病症。

6.水

水是维持生命的必需物质，也是生命的"源泉"。婴幼儿每天水的代谢率比成人快3～4倍，所以婴幼儿比成人更不能忍受缺水。当婴幼儿脱水达体重的20%时即有生命危险。脱水可造成婴幼儿代谢紊乱、水电解质平衡失调。摄食水分过多可稀释消化液，引起消化不良，所以饭前、饭后不宜大量饮水。过多水分进入人体可发生水中毒。

婴幼儿每日的需水量与年龄、体重、摄取的热量及尿的比重均有关系。处在婴幼儿期的孩子，每日需水量为每千克体重120-160毫升，但组织和某些食物代谢氧化过程中也可产生水（内生水）。每克碳水化合物产水0.6克；每克蛋白质产水0.4克；每克脂肪产水1.1克。一个8千克的婴幼儿如果按每日摄入蛋白质24克、脂肪25克、碳水化合物120克计算，将产生内生水约110克，即110毫升水；按每千克体重供水150毫升计算，该婴幼儿每天需水1200毫升，除去内生水110毫升，还应为该婴幼儿提供1100毫升饮用水。

二、婴幼儿营养需要

为使婴幼儿生长发育正常，必须保证其摄入全面、平衡的营养。蛋白质、脂肪与碳水化合物供应量的比例要保持1：1.5：4，不能失调。婴幼儿断奶后，在照顾消化能力的前提下，膳食构成应做到数量充足、质量高、品种多、营养全。

三、婴幼儿热能的需求与供应

热能不是一种营养，而是食物中的产热营养物质在体内代谢过程中释放出的能量。机体依靠这些热能来维持各种生理功能并从事各项体力活动。

营养学中通常使用卡路里（cal）作为计算热能的单位。在描述人体对热能的需要和食物提供的热能值时使用千卡（kcal），国际上推荐使用的热能单位是焦耳（J）。食物中的热能一般用千焦耳（kJ）表示，而日摄食量或消耗量用兆焦耳（MJ）表示。

1.热能需求

婴幼儿正处在生长发育的特殊时期，所消耗的能量与自身生长速度成正比。婴幼儿热能的需求量主要以自身热能的消耗量作为依据，在设计婴幼儿食谱时，供给量应比满足机体正常生理需求量略高一些。

婴幼儿热能的消耗主要体现在基础代谢、食物特殊动力作用、生长消耗和运动消耗四个方面。

在总能量需求中，基础代谢占婴幼儿总摄入的50%～60%，生长消耗占12%左右，特殊动力作用占7%～8%。

2.食物中热能分布

食物中的蛋白质、脂肪、碳水化合物是热能的主要来源，矿物质和维生素不能提供热能。人体所需热能9%～15%来自蛋白质，45%～55%来自碳水化合物，35%～45%来自脂肪。

四、婴幼儿营养状况评价

1.评价的内容

衡量婴幼儿营养状况，可以从身长、体重、血色素、神经及精神的发育等方面进行。

（1）体重　喂养得当，婴儿的体重就会增加，否则就会不增甚至下降；生病时体重下降，恢复后又上升。

（2）身长　身长是指从头顶到足底（不是足尖）的长度。3岁以内的婴幼儿以仰卧位测量。

（3）血色素　这个阶段的婴幼儿容易缺铁，应建议雇主定期带婴幼儿到儿童保健所进行血色素检查评估。

（4）神经、精神的发育　婴幼儿是否健康，一个很重要的基础是婴幼儿的大脑发育是否正常。大脑的发育表现为神经、精神的发育。

婴幼儿神经、精神发育的简要评价参考见表2-3。

表2-3　婴幼儿神经、精神发育的简要评价参考

年　龄	评　价　标　准
3个月	抬头稳
5个月	主动伸手抓物
8个月	能独坐稳
9~10个月	会以拇指、食指取物 会做再见的动作，及模仿成人动作（欢迎等）
12个月	有意识叫爸爸、妈妈
15个月	能独走
2岁	能重复短句

2.评价的方法

身高和体重等生长指标反映了婴幼儿的营养状况，因此可以在家里对婴幼儿进行定期连续的测量，这种方法简单易行，不仅可以更好地了解婴幼儿生长的水平和生长的速度是否正常，也可以及时提醒喂养婴幼儿的方法是否正确。

（1）测量时间　婴幼儿年龄越小，测量的间隔时间越短，测量次数至少应该是：出生后6个月每月1次，6个月~1岁每个月2次，1岁以后每3个月1次，2岁以后每半年1次。病后恢复期可增加测量次数。

（2）评价方法如图2-10所示

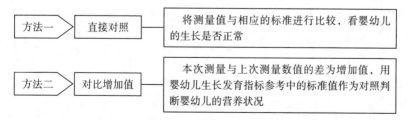

图2-10　婴幼儿营养状况评价方法

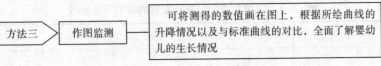

图 2-10　婴幼儿营养状况评价方法（续）

第三章 婴儿生活照料技能

》》

☞ 喂奶照顾技能

☞ 婴儿饮水照料

☞ 给婴儿添加辅食

☞ 婴儿睡眠、两便、三浴照料

☞ 卫生清洁照料

第一节 喂奶照顾技能

一、母乳喂养指导

1.母乳喂养的好处

一些产妇为了早日恢复身材，不对新生儿进行母乳喂养，育婴员有必要告诉产妇及其家人母乳喂养的好处。

①母乳提供婴幼儿所需的能量和营养。

②母乳促进婴幼儿的大脑发育。

③母乳提高婴幼儿的肠道消化和吸收功能。

④母乳适合婴幼儿有限的肾排泄功能。

⑤母乳防止婴幼儿早期食物过敏。

⑥母乳喂养经济方便、温度适宜、永远新鲜、不受细菌污染。

⑦母乳喂养增进母婴感情。喂奶时母婴对视、接触，感受肌肤之亲。

⑧母乳喂养有助于母亲的形体恢复，喂奶可消耗母体脂肪等。

⑨母乳喂养可以刺激子宫收缩，减少产后出血，从而加快产褥期的恢复。

⑩母乳喂养能降低乳腺癌及卵巢癌的发生率，有助于推迟再次妊娠。

2.母乳喂奶前的指导

①准备好热水和毛巾，喂前让产妇洗手。

②用温热毛巾为产妇清洁乳房。

③乳房过胀应先挤掉少许乳汁，待乳晕发软时开始喂奶（母乳过多时采用）。

3.母乳喂奶姿势的指导

（1）半躺式 这种喂奶方式适合于分娩后头几天，产妇坐起来仍有困难，而以半躺式的姿势喂哺婴儿，如图3-1所示。

①妈妈把宝宝横倚在自己的腹部，脸朝向妈妈的乳房，宝宝后面可以垫一个枕头。

②妈妈的背后用枕头垫高，上身斜靠躺卧。

③妈妈用手臂托起宝宝的背部，手靠在宝宝后面的枕头上，以便宝宝的嘴巴可以衔住妈妈的乳头。

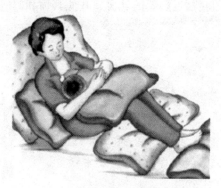

图 3-1　半躺式喂奶

（2）橄榄球式　这种喂奶方式适合于剖腹产的产妇，因为可以避免婴儿压到她的腹部。另外，如果婴儿很小或含奶头比较困难，这种姿势也可以帮宝宝找到乳头。橄榄球式喂奶还适合乳房较大、乳头扁平或双胞胎妈妈，喂奶方式如图3-2所示。

①宝宝放在体侧的胳膊下方，使其面朝你，鼻子到妈妈的乳头高度，双脚伸在你的后方。

②妈妈用手托起宝宝的肩、颈和头部。

③另一只手呈C形托住乳房引导宝宝找到乳头。妈妈这时身子应稍微前倾，让宝宝靠近乳房。

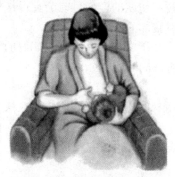

图 3-2　橄榄球式喂奶

（3）侧躺式   如果产妇是剖腹产或分娩时出现过难产，坐着不舒服，可以指导妈妈躺着喂奶，如图3-3所示。

①妈妈在床上侧卧，背后用枕头垫高，上身斜靠躺卧。

②把宝宝横倚着妈妈的腹部，让宝宝的脸朝向妈妈，妈妈身体下侧的胳膊托住自己头，另一只手抱着宝宝。

③让宝宝的脸贴近妈妈的乳房，并使其嘴和妈妈的乳头保持在同一水平线上。

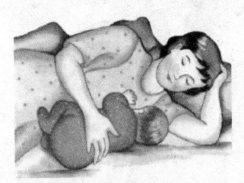

图 3-3   侧躺式喂奶

（4）摇篮式   摇篮式喂奶适合顺产的足月婴儿，如图3-4所示。剖腹产初期的产妇可能会觉得这种姿势对腹部的压力过大。

①宝宝的头部枕着妈妈的手臂，腹部向内。

②妈妈的手托住宝宝的臀部，方便身体接触。可利用软垫或扶手支撑手臂，使手臂的肌肉不会因为抬肩过高而拉得过紧。

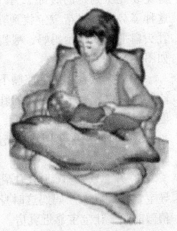

图 3-4   摇篮式喂奶

专家提示

哺乳时用乳头刺激新生儿口唇，待新生儿张大嘴时迅速将全部乳头及大部分乳晕送进新生儿口中。按上述含接乳头的方法可以大大减少乳头皲裂的可能性。

退奶时用一手按压新生儿下颌退出乳头，再挤出一滴奶涂在乳头周围，并晾干。此法可以使乳汁在乳头形成保护膜，预防乳头皲裂的发生。如已发生乳头皲裂，此种方法可以促成皲裂的愈合。

3.喂奶后的指导

哺乳后将新生儿竖抱，用空心掌轻轻拍打其后背，使新生儿打嗝后再让其躺下安睡，如图3-5所示。如未能拍出饱嗝，则可多抱一段时间，放在床上时让其右侧卧位，以避免呛奶。喂奶时应注意以下几点。

①避免奶水太急，以免哺喂新生儿时发生呛奶。

②防止乳房堵住新生儿鼻孔而发生新生儿窒息。

③避免因含接姿势不正确造成乳头皲裂。

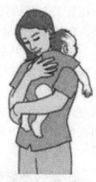

图3-5 空心掌轻拍宝宝后背

 相关链接 》》·······························

判定母乳是否充足的标准

新生儿每次喂奶后能安静睡眠半小时左右；每天大便次数达到2~6次且呈金黄色糊状，小便次数10次左右，体重增长30~50克；第一个月增长600~1 000克。如果新生儿不能达到以上标准，应该考虑适当添加配方奶。

4.乳头皲裂的预防和护理

（1）哺乳时乳头护理　指导产妇使新生儿把乳头和大部分乳晕均含在嘴里。每次一侧哺乳时间应控制在10～20分钟内，不宜太久。如果产妇有先天乳头凹陷及乳头皲裂，可以使用乳盾（乳头保护器）协助哺乳。

乳盾的使用方法：第一次使用时，从包装中取出，先进行常规消毒，使用专用的消毒锅，或者用开水烫。将清洁的乳盾放于乳头及乳晕上，哺乳后取下，用清水洗净，然后按上述方法消毒，以备下一次哺乳时使用。

（2）哺乳后乳头护理　指导产妇应该在哺乳后挤一滴乳汁涂抹在乳头上并待其晾干。或指导产妇使用水凝胶外置于乳头和乳晕上，直到下次哺乳时再取下。

水凝胶使用方法：水凝胶可以防治乳头皲裂，第一次使用时将水凝胶从包装中取出，凹面向下置于乳头和乳晕上，直到下次哺乳时取下。取下后用清水冲干净，用手拍平或晾干，哺乳完再戴上。也可以放到冰箱冷藏后再使用，效果更佳。水凝胶可以多次使用，如在使用过程中发现表面有白膜形成，则说明该水凝胶已不宜使用，需要更换。

5.增强产妇母乳喂养的信心

对于母乳喂养信心不足的产妇，育婴员要做好产妇心理护理。

①应该帮助产妇建立信心和给予指导，多与产妇交谈鼓励其说出对母乳喂养的看法，并给予正确的引导。

②适当给予产妇表扬，以增强其信心，向其提供促进乳汁分泌的有关知识，阐明婴儿吸吮对泌乳量的影响。

③帮助产妇保持乐观情绪，减轻压力和忧虑，使其与亲属多交流，以利于乳汁的分泌。因为产妇的情绪、饮食、睡眠都对泌乳至关重要。

二、配制奶粉

配制奶粉时，一定要掌握正确的方法，防止两种偏差：一是配制的奶太浓，造成婴儿消化不良；二是配制的奶太稀，长期服用会导致营养不良。配制奶粉的方法有两种。

（1）按体积比例配制

①按1：4的比例，即1份全脂奶粉配4份水，1汤匙奶粉加4汤匙水。或按奶粉包装的说明书配制。

②注意配足婴儿每次的需用量。

（2）按重量比例配制

①按1：8的比例，即10克全脂奶粉可以加水80毫升。或按产品说明书配制。

②注意配足婴儿每次的需用量。

三、冲泡奶粉

1.温开水冲泡奶粉

温开水冲泡奶粉的步骤如图3-6所示。

步骤一	冲奶前将双手用肥皂洗净，确保卫生
步骤二	按需用量往奶瓶里倒入温开水（煮沸过的热开水冷却至40℃左右）。不要用滚烫开水冲泡奶粉，以免结成凝块，引起婴儿消化不良
步骤三	用汤匙舀起奶粉，舀起的奶粉需松松的，不可紧压
步骤四	将汤匙内的奶粉刮平，对准奶瓶口倒入

图 3-6 温开水冲泡奶粉的步骤

专家提示

不要先倒奶粉后冲水，因为奶粉先倒入奶瓶，易附着在瓶底，冲水后不易散开。

2.套上奶嘴、摇晃均匀,并检查温度及流速

①套上奶嘴,注意手不要碰到奶嘴,一定不要弄脏奶嘴。

②摇晃奶瓶,使奶粉完全溶化。

③将奶瓶倾斜,在手内侧滴几滴,确定适当的温度,感觉不烫即可。

④奶液滴落的速度以不急不慢为宜。

四、奶瓶喂奶

1.喂奶前的准备工作

①喂奶前要给婴儿换好尿布,把婴儿包裹舒适。

②用奶瓶给婴儿喂奶之前,须洗净双手。

③按照前面所述的方法正确配制和冲泡奶粉。

2.喂奶的正确姿势

①选择舒适坐姿坐稳,一只手把婴儿抱在怀中,让婴儿上身靠在产妇的肘弯里,产妇的手臂托住婴儿的臀部,使婴儿整个身体呈45°倾斜。

②另一只手拿奶瓶,用奶嘴轻触婴儿口唇,婴儿即会张嘴含住吮吸。注意观察婴儿的吮吸速度。

3.喂奶的注意事项

①婴儿开始吮吸后要注意奶瓶的倾斜角度要适当,应使奶液充满整个奶嘴,避免婴儿吸入过多空气。

②如果奶嘴被婴儿吸瘪,可以慢慢将奶嘴拿出来,让空气进入奶瓶,奶嘴即可恢复原样。也可以把奶嘴罩拧开,放进空气后再盖紧。

③注意婴儿吸吮的情况,如果吞咽过急,可能奶嘴孔过大;如果吸了半天奶量也未见减少,就可能是奶嘴孔过小,婴儿吸奶很费力。应根据实际情况调整奶嘴孔的大小。

④不要把尚不会坐的婴儿放在床上,让他独自躺着用奶瓶喝奶而大人长时间离开,这样非常危险,婴儿可能会呛奶,甚至引起窒息。

⑤给婴儿喂完奶后，不能马上让婴儿躺下，应该先把婴儿竖直抱起，靠在你的肩头，然后轻拍婴儿后背，让其打饱嗝，排出胃里的空气，以免吐奶。

第二节 婴儿饮水照料

一、婴儿饮用水的要求

1.健康婴儿对水的需要量

婴儿生长发育旺盛，对水的需求与成人相比要高得多，每天消耗水分占其体重的10%～15%。0～1岁的婴儿每天的正常饮水量为120～160毫升/千克体重；1～2岁的幼儿为120～150毫升/千克体重；2～3岁的幼儿为110～140毫升/千克体重。这个量值包括饮食中的水分。天气热和活动量大时，还可以适当增加饮水量。

 相关链接 >>> ·····························

通过尿液判断婴幼儿水量是否足够

尿次：3岁以下的婴儿一般每天尿6～8次是比较合适的。

尿量：如果某段时间的尿量突然减少，需要引起注意。

尿色：水量足够的情况下，婴幼儿尿液的颜色应该为无色透明或者浅黄色。

尿味：如果婴幼儿尿的气味很重，应考虑是否身体缺水或食物性质所致。

·······························

2.适宜婴儿的饮用水温度

适宜婴儿饮用的白开水的温度应为35℃～45℃。天冷时喝温白开水，天热时喝凉白开水，但不能喝冰水。

二、给婴儿喂水的方法

1.模仿喂水法

对于1岁以内的婴儿，可以采取大人喝一口、婴儿喝一口的方法来提高婴儿喝水的兴趣。

2.奖励喂水法

1岁半左右的幼儿，可以采取与其做游戏的方法，把喝水当作一种奖励。

3.观察喂水法

看一看，婴儿的舌苔厚、眼屎多应与缺水有关，应注意增加饮水量；闻一闻，婴儿的小便有异味，大便过干、过臭与缺水有关，应注意增加饮水量。让婴儿多运动，适当消耗体力之后再喂水。

4.随机喂水法

喂水要少而勤，不一定按"顿"喂，莫把"渴"当"饥"。"水少火旺"，如果吃得多、喝得少，会导致婴儿生病。

三、给婴儿喂水的注意事项

①不能等到婴儿口渴时再喂水，而要定时喂。婴儿是"水做的娃娃"，年龄越小，身体含水量越高。如果失水量达体重的10%以上就会危及生命。婴儿不会表示口渴，有时哭闹，实际上是口渴而不是饥饿。而当婴儿口渴要求饮水时，身体已经处于轻度脱水的状态。所以，应养成定时给婴儿喂水的好习惯。

②婴儿的最佳喂水时间是早晨和午睡起床后，以便提供起床后运动的水分需要。

③在活动过程中，婴儿会失去较多的水分，此时一定要注意及时补充。

④餐前半小时至1小时要给婴儿喂适量的水，使消耗的水分及时得到补充。

⑤夏季即使天气非常炎热，也不能给婴儿喂冰水。

⑥要保持婴儿饮用水的卫生。如果家里用的是饮水机，一定要经常清洁污垢。给婴儿喂水的奶瓶或杯子一定要消毒。

四、为婴儿自制果汁

1.选用水果的原则

要选用应季的蔬菜和水果，关键是要新鲜，不必花很多钱去买那些反季节蔬菜和进口水果。蔬菜、水果要洗净，对可能施过农药的水果应削皮后使用。

2.果汁的做法

果汁的做法多种多样，有条件的家庭可用电动果汁机、榨汁机制作；没条件的话，可用消毒纱布（4层厚，蒸、煮消毒均可）包裹水果后挤出果汁；如果是橘子、橙子、西红柿等有皮多汁的水果或蔬菜，也可以去皮后一剖两半，直接在榨汁器上将果汁挤出。以下介绍几种常见果汁的做法。

①苹果汁。将半个苹果削去皮和核，用擦菜板擦出丝，用干净的纱布包住苹果丝挤出汁来，也可以用榨汁机制作。

注：苹果汁有熟制和生制两种，熟制即将苹果煮熟后过滤出汁。熟苹果汁适合胃肠道弱、消化不良的婴儿；生苹果汁适合消化功能好、大便正常的婴儿。

②草莓汁。将草莓3～4个洗净，切碎后放入小碗中，用勺碾碎，倒入过滤漏勺，用勺挤出汁，加一勺水拌匀。

注：用榨汁机制成的汁会有一层沫儿，用小勺舀去，再加水调和即可。

③猕猴桃汁。将熟透的猕猴桃剥皮后切半，然后切碎，放入小碗中，用勺碾碎，倒入过滤漏勺，用勺挤出汁，加一勺水拌匀。

注：要根据婴幼儿体质选择，避免有的婴幼儿吃了引起过敏。

④枣汁。将10～20枚干红枣泡入水中1小时（新鲜红枣洗净即可），捞出后放入碗内，然后将碗放入蒸锅内，上汽后再蒸15～20分钟即可。碗内红枣汁稍凉后倒入小杯中喂婴幼儿食用。

┌─ **专家提示** ─────────────────────────┐

　　在给婴儿选用果汁时一定要选婴儿专用的品牌。成人饮用的果汁有可能添加了食用色素、香精、糖等，不适合婴儿食用。

└──────────────────────────────────────┘

3.喂果汁的要求

喂两个月大的婴儿使用的果汁要兑一倍水，加少许糖。一天喂1次，最初每天10毫升，渐渐地加量到30毫升。开始时，只能给婴儿喂一种水果的果汁，待其适应后（3～5天无异常）可换其他品种。

五、制作蔬菜汁

1.番茄汁的制作方法

①将熟透的西红柿放入开水中烫2分钟，取出剥皮。

②取半个去皮的西红柿切碎，另半个留作他用。

③用干净的纱布把切碎的西红柿包裹后挤出汁水，也可以用榨汁机榨汁。

注：西红柿的底部用小刀浅划"十"字后再放入沸水中烫，这样容易剥皮。

2.胡萝卜汁的制作方法

①将胡萝卜（1个）洗净后削切成小块。

②将胡萝卜块放入小锅内，加30～50毫升水煮沸后，再用小火煮10分钟。

③过滤后将汁倒入小碗内。

注：胡萝卜直接生长在土壤中，易受到污染，建议皮削厚点儿，只留下胡萝卜心作为原料。

3.黄瓜汁的制作方法

①取半根黄瓜，去皮后，用擦菜板擦成丝。

②用干净的纱布包住黄瓜丝挤出汁来，也可以用榨汁机榨汁。

第三节 给婴儿添加辅食

一、添加辅食的目的

添加辅食可补充婴儿乳类营养素的不足，婴儿快速生长发育需要较多的铁，而其从母体内带来的铁在出生后 3 ~ 4 个月即被耗尽，且乳类食品中铁和维生素 D 的含量较低，这就需要添加辅食来补充乳类中铁和维生素 D 的不足，确保婴儿健康成长。

及时添加辅食还可锻炼婴儿咀嚼吞咽固体食物的功能，促进胃肠道消化，为以后断奶做准备。

二、不同阶段婴儿的辅食特点

不同阶段婴儿的辅食具有不同的特点，如图3-7所示。

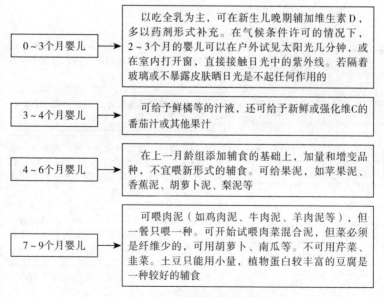

0~3个月婴儿	以吃全乳为主，可在新生儿晚期辅加维生素D，多以药剂形式补充。在气候条件许可的情况下，2~3个月的婴儿可以在户外试见太阳光几分钟，或在室内打开窗，直接接触日光中的紫外线。若隔着玻璃或不暴露皮肤晒日光是不起任何作用的
3~4个月婴儿	可给予鲜橘等的汁液，还可给予新鲜或强化维C的番茄汁或其他果汁
4~6个月婴儿	在上一月龄组添加辅食的基础上，加量和增变品种，不宜喂新形式的辅食。可给果泥，如苹果泥、香蕉泥、胡萝卜泥、梨泥等
7~9个月婴儿	可喂肉泥（如鸡肉泥、牛肉泥、羊肉泥等），但一餐只喂一种。可开始试喂肉菜混合泥，但菜必须是纤维少的，可用胡萝卜、南瓜等。不可用芹菜、韭菜。土豆只能用小量，植物蛋白较丰富的豆腐是一种较好的辅食

图 3-7 不同阶段婴儿的辅食特点

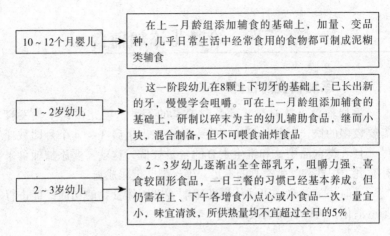

10~12个月婴儿	在上一月龄组添加辅食的基础上，加量、变品种，几乎日常生活中经常食用的食物都可制成泥糊类辅食
1~2岁幼儿	这一阶段幼儿在8颗上下切牙的基础上，已长出新的牙，慢慢学会咀嚼。可在上一月龄组添加辅食的基础上，研制以碎末为主的幼儿辅助食品，继而小块，混合制备，但不可喂食油炸食品
2~3岁幼儿	2~3岁幼儿逐渐出全全部乳牙，咀嚼力强，喜食较固形食品，一日三餐的习惯已经基本养成。但仍需在上、下午各增食小点心或小食品一次，量宜小，味宜清淡，所供热量均不宜超过全日的5%

图 3-7　不同阶段婴儿的辅食特点（续）

三、添加辅食的原则

添加辅食应遵循的原则，如图3-8所示。

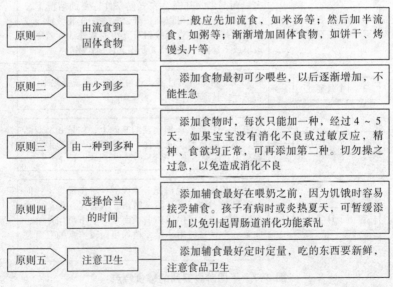

原则一	由流食到固体食物	一般应先加流食，如米汤等；然后加半流食，如粥等；渐渐增加固体食物，如饼干、烤馒头片等
原则二	由少到多	添加食物最初可少喂些，以后逐渐增加，不能性急
原则三	由一种到多种	添加食物时，每次只能加一种，经过4~5天，如果宝宝没有消化不良或过敏反应，精神、食欲均正常，可再添加第二种。切勿操之过急，以免造成消化不良
原则四	选择恰当的时间	添加辅食最好在喂奶之前，因为饥饿时容易接受辅食。孩子有病时或炎热夏天，可暂缓添加，以免引起胃肠道消化功能紊乱
原则五	注意卫生	添加辅食最好定时定量，吃的东西要新鲜，注意食品卫生

图 3-8　添加辅食的原则

四、如何喂辅食

①一开始不需要把婴儿喂到很饱，几汤匙的量即可，然后慢慢增加。当然，还必须考虑婴儿的意愿。

②婴儿在极度饥饿时是没有心情去尝试新的食物的，最初的几个星期，最好在吃完奶后喂食物，最合适的时间是上午9~10时和下午3~4时。

③给婴儿喂食新的食物时，一次只能喂一种，每次1/4匙，一天1~2次，逐渐增加分量，一星期后如果没有过敏现象，才能再试另一种新的食物。婴儿易对食物过敏而引起不良反应，尤其是未满6个月的婴儿。

④如果婴儿对某种食物有过敏反应，如气喘、皮肤红肿、屁股痛等，就要停喂1星期，这样反复2~3次，如果还是一样，则须停喂6个月以上。

⑤在婴儿练习自己抓取食物时，一定要有人照看，避免发生意外。

⑥婴儿躺下时要确认其嘴里没有食物，以免卡在喉咙而被呛到。

五、制作婴儿辅食

1.制作婴儿辅食的基本要求

制作婴儿辅食要遵循的基本要求，如图3-9所示。

要求一	制作婴儿辅食之前，要洗净食材、餐具及手，严格注意卫生问题
要求二	婴儿的牙齿及吞咽能力未发育完整，制作时要将食物处理成汤汁、泥糊或细碎状，婴儿才容易消化
要求三	初期给予婴儿辅食时，食物浓度不宜太浓，蔬菜汁、新鲜果汁等最好加水稀释
要求四	尽量采用自然食物，且最好不要加调味料，如香料、味精、糖、食盐等

图 3-9　制作婴儿辅食的基本要求

要求五	在食材的烹煮方面，尽量不要太油腻
要求六	烹调后的辅食，不宜在室温环境下放置过久，以免食物腐坏
要求七	要注意食物温度，不宜放置在微波炉中加高温，以免破坏食物的营养

图3-9　制作婴儿辅食的基本要求（续）

2.4～6个月婴儿辅食的制作方法

4～6个月婴儿辅食的制作方法，见表3-1。

表3-1　4～6个月婴儿辅食的制作方法

序号	辅食名称	食材	制作方法
1	汤粥	大米2小匙，荤汤（肉汤、鸡汤、鱼汤均可）120毫升	大米洗净后放在锅内泡30分钟，然后加荤汤煮，开锅后再用微火煮40～50分钟
2	青菜粥	大米2小匙，水120毫升，切碎的青菜（菠菜、油菜、白菜等的菜叶均可）1小匙	大米洗净后加适量水泡1～2小时，然后用微火煮40～50分钟，接着加入碎菜，再煮10分钟左右
3	胡萝卜粥	大米2小匙，水120毫升，切碎后过滤的胡萝卜汁1小匙	大米洗净后用水泡1～2小时，然后放入锅内用微火煮40～50分钟，接着放入过滤的胡萝卜汁，再煮10分钟左右
4	牛奶粥	大米2小匙，水100毫升，牛奶1大匙	大米洗净后用水泡1～2小时，上火煮，开锅后用小火再煮40～50分钟，然后将牛奶放入粥锅内，再煮片刻
5	蛋黄粥	大米2小匙，水120毫升，煮熟的鸡蛋黄1/4个	大米洗净后加适量水泡1～2小时，然后用微火煮40～50分钟，接着把煮熟的鸡蛋黄放入容器内研碎后加入粥锅内，再煮10分钟左右
6	蛋糊	煮熟的鸡蛋黄1/2个，肉汤约3大匙，淀粉1克	鸡蛋黄研碎后和肉汤（约3大匙）一起放入锅内煮沸，然后把淀粉用水调匀后倒入锅内煮至黏稠状

续表 3-1

序号	辅食名称	食材	制作方法
7	蛋菜	煮熟的鸡蛋黄 1/2 个，切碎的西红柿 1 大匙，切碎的葱头 1 小匙，扁豆、肉汤适量	蛋黄研碎。将择好（去筋）的扁豆放入开水中，煮软后切成碎末（约 1 小匙），与切碎的西红柿及葱头一起放入锅内，再加肉汤高，待菜煮烂后把研碎的蛋黄倒入锅内混合均匀
8	苹果酱	苹果 1/8 个，白糖或蜂蜜少许	苹果洗净后去皮、除籽，然后切成薄薄的片，再放入锅内，加少许白糖或蜂蜜煮片刻后稍稍加点水，再用中火煮至糊状，停火后用勺子背面将其研碎
9	香蕉粥	香蕉 1/6 根，牛奶 1 大匙，蜂蜜少许	香蕉去皮后用勺子背将其研碎成糊状，然后放入锅内，加牛奶混合后上火煮，边煮边搅拌均匀，停火后加入少许蜂蜜
10	鸭梨粥	鸭梨 1 个，水 250 毫升，大米 50 克，冰糖少许	鸭梨洗净后切成薄片，去掉梨核，放入砂锅内，加入 250 毫升水烧开后放入洗净的大米 50 克，熬至八成熟时加入冰糖使其有甜味，再熬熟即可
11	土豆泥	中等个头的土豆 1/7 个，牛奶 1 大匙，黄油 1/4 小匙	土豆洗净削去皮后放入锅内煮或蒸，熟后用勺子背将其碾成泥状（也可用在市场上卖的现成土豆泥），再加入牛奶和黄油，搅拌后煮至黏稠状
12	鲜红薯泥	红薯 50 克，白糖少许	红薯洗净后去皮，切碎捣烂，稍加温水，放入锅内煮 15 分钟左右，烂熟后加入白糖少许，稍煮即可
13	蛋黄土豆泥	蛋黄 1/2 个，中等个头土豆 1/5 个，牛奶 1 大匙	蛋黄煮熟后捣碎过滤（防止颗粒进入），把切碎的土豆煮软捣碎后，加入蛋黄和牛奶混合，然后放火上稍加热即可
14	水果藕粉	藕粉或淀粉 1/2 大匙，水 1/2 杯，切碎的水果 1 大匙	藕粉和水放入锅内均匀混合后用微火熬，注意不要煳锅，边熬边搅拌直到透明为止，然后再加入切碎的水果

续表 3-1

序号	辅食名称	食材	制作方法
15	水果面包粥	面包约30克，苹果汁1小匙，切碎的桃、橘子、草莓等各1小匙	面包切成均匀的小碎块，与苹果汁一起放入锅内煮软，再把切碎的桃、橘子和草莓的混合物一起放入锅内，煮片刻即可
16	蛋黄奶	鸡蛋1个，牛奶50毫升	鸡蛋煮熟后留黄，按需要量经细筛研入牛奶中。蛋黄富含铁质、磷质等，适用于4~5个月的婴儿补充铁质
17	红枣泥	红枣100克，白糖20克	红枣洗净后放入锅内，加入清水煮15~20分钟至烂熟。去掉红枣皮、核，加入白糖，调匀即可
18	椒盐饼干糊	苏打椒盐饼干1块，橘子1个，蜂蜜少许	橘子洗净，剥去皮后横切为二，将橘汁挤出，把橘子汁和蜂蜜一起倒在苏打椒盐饼干上，然后用勺子背将其研成糊状

3.7~9个月婴儿辅食制作方法

7~9个月婴儿辅食的制作方法，见表3-2。

表3-2 7~9个月婴儿辅食的制作方法

序号	辅食名称	食材	制作方法
1	鸡肉末儿碎菜粥	大米粥1/2碗，鸡肉末儿1/2大匙，碎青菜1大匙，鸡汤、盐、植物油少许	在锅内放入少量植物油，烧热，把鸡肉末儿放入锅内煸炒，然后放入碎菜，炒熟后放入白米粥煮开
2	鱼肉松粥	大米25克，鱼肉松15克，菠菜10克，盐适量，清水250毫升	大米熬成粥，菠菜用开水烫一下，切成碎末，与鱼肉松一起放入粥内，加入适量盐，用微火熬几分钟即成

续表 3-2

序号	辅食名称	食材	制作方法
3	挂面汤	挂面1/2小碗，猪肝1小块，虾肉1小匙，切碎的菠菜1匙，打散的生鸡蛋1/4个，肉汤、酱油少许	挂面煮软后切成较短的段儿，然后放入锅内，再放入肉汤、酱油一起煮。把猪肝分成3～4块，和虾肉、菠菜同时放入锅内，将鸡蛋打散后调入锅内，煮熟即可
4	豆腐羹	嫩豆腐50克，水5克，精盐少许，鸡蛋1个	嫩豆腐和鸡蛋放在一起打成糊状，再放少许精盐，加5克水搅拌均匀，蒸10分钟
5	蛋肉粥	大米粥1碗，熟鸡蛋大半个，瘦肉末儿25克（事先用油煸好）	熟鸡蛋切成末儿，将大米粥放入锅内，放入蛋末儿、肉末儿，调好味即可
6	鱼泥	收拾干净的鱼（选用骨刺少的鱼）切成2厘米大小的块	鱼放热水中加少量盐煮，除去骨刺和皮后放入碗中研碎，倒入锅内，加鱼汤煮，把淀粉用水调匀后倒入锅内，煮至糊状即可
7	西红柿鱼	鱼肉1大块，切碎的西红柿2小匙，肉汤少许	鱼肉放入热水中煮一下，除去骨刺和皮，然后和汤一起放入锅内煮，煮片刻后加入切碎的西红柿，再用小火煮至糊状
8	白萝卜鱼	鱼肉1大匙，擦碎的白萝卜2大匙，海味汤少许	鱼放入热水中煮一下，除去骨刺和皮后，放容器中研碎并和白萝卜一起放入锅内，再加入海味汤一起煮至糊状
9	曙光豆腐	过滤豆腐1大匙，西红柿末儿1大匙，肉汤1小匙，盐少许	豆腐放入热水中煮一下控去水分，然后放入锅内，加入切碎的西红柿和肉汤，边煮边混合，煮好后加少量盐，使其具有淡淡的咸味
10	南瓜豆腐糊	豆腐、南瓜各1大匙，肉汤2小匙，黄油1/4小匙	豆腐放热水中煮后过滤，将南瓜煮软过滤，然后和过滤后的豆腐一起放入锅内，再加肉汤均匀混合后煮至糊状，最后加入黄油

续表 3-2

序号	辅食名称	食材	制作方法
11	牛奶豆腐	豆腐1大匙，牛奶1大匙，肉汤1大匙	豆腐放入热水中煮后过滤，然后放入锅内，加牛奶和肉汤均匀混合后上火煮，煮好后撒上一些青菜即可
12	豆腐鸡蛋羹	过滤蛋黄1/2个，豆腐2小匙，肉汤1大匙	过滤蛋黄研碎，把豆腐煮熟，控去水分后过滤，然后将蛋黄和豆腐一起放入锅内，加入肉汤，边煮边搅拌混合
13	豆腐蛋汤	过滤蛋黄1/2个，海味汤1/4杯，豆腐少许	过滤蛋黄和海味汤一起放入锅内，然后上火煮，边煮边搅，待开锅后放入少许豆腐即停火
14	西红柿猪肝	切碎的猪肝2小匙，西红柿2小匙，切碎的葱头1小匙，盐少许	西红柿洗净后剥去皮并切碎，将切碎的猪肝和葱头同时放入锅内，加水或肉汤煮，然后加入西红柿和少许盐，使其具有淡淡的咸味
15	猪肝汤	研碎的猪肝1小匙，土豆泥1大匙，肉汤少许，菠菜叶少许	泡掉猪肝中的血后放入开水中煮熟并研碎，然后将土豆泥与猪肝一起放入锅内加肉汤用微火煮，煮至适当浓度后撒些菠菜叶即可
16	鸡肉土豆泥	土豆泥50克，鸡肉末儿1小匙，鸡汤2小匙，牛奶1大匙	鸡肉末儿、土豆泥和鸡汤一起放入锅内煮至半成熟后倒入容器内研碎，再放入锅内加少量牛奶，继续煮至黏稠状
17	猪肝泥	猪肝50克，香油1克，酱油、精盐各少许	猪肝洗净，横剖开，去掉筋和脂肪，放在菜板上，用刀轻轻剁成泥状。将猪肝泥放入碗内，加入香油、酱油及精盐调匀，上锅蒸20~30分钟即成。制作时一定要去掉猪肝上的筋和脂肪，这些东西婴儿是无法消化的
18	鲜虾肉泥	鲜虾肉（河虾、海虾均可）50克，香油1克，精盐适量	虾肉洗净，放入碗内，加水少许，上笼蒸熟。加入适量精盐、香油，捣碎后搅拌均匀即成

4.10～12个月婴儿营养餐

婴儿生长到10～12个月时，胃功能增强，活动量增大，此时可考虑断奶。若孩子体弱，母乳足，可延长到1岁半。在此期间逐渐减少喂奶次数，让婴儿多食以下营养丰富的食品。

鱼类：鱼、虾。

肉类：（猪、鸡、牛、羊）肉末儿、动物血、动物肝泥。

谷类：稠米粥、软饭、面条、面包、馒头等。

豆类：豆及豆制品（豆腐、豆浆）。

蛋类：鸡蛋、鸭蛋。

奶类：母乳、牛乳及配方奶。

蔬菜：白菜、菠菜、萝卜、青椒、茄子。

水果：苹果、香蕉、西瓜、猕猴桃。

专家提示

制作方法可参考前面所述，但食物不需要像前几个月那样精细。

六、婴儿每天膳食安排

1.4～5个月婴儿每天膳食安排

4～5个月婴儿的胃容量大约是150毫升，胃的排空时间大约是3小时，白天大致需要每3个小时进食1次，夜间还需要进食1～2次。该月龄的婴儿应以奶类为主要食物，添加辅食主要是为了让婴儿学习用小勺或杯子进食，适应不同的食物口味。膳食安排见表3-4。

表3-4　4～5个月婴儿每天膳食安排

时　间	食　物
早上7时	母乳或配方奶
上午10时	母乳或配方奶，另喂一些果汁、果泥等

续表 3-4

时　间	食　物
中午12时	母乳或配方奶，加少量的米粉、菜泥、蛋黄
下午3时	母乳或配方奶，再加一点果汁、菜泥
下午6时	母乳或配方奶，加少量米粉、菜泥
晚上9时	母乳或配方奶
夜间	1~2次母乳或配方奶

2. 6~9个月婴儿每天膳食安排

6~9个月婴儿已具备小手抓东西的能力，手眼协调，可以把手里握的东西准确地送到嘴里，这时可以有意识地教婴儿用手抓东西吃。这样做可以增加婴儿对新食物的兴趣，训练婴儿动手能力和手眼协调能力等。膳食安排见表3-5。

表 3-5　6~9个月婴儿每天膳食安排

时　间	食　物
早上7时	母乳或配方奶，加少量米粉或饼干
上午10时	母乳或配方奶，加水果片或水果泥
中午12时	面条（加一些猪肝泥、菜泥）
下午3时	母乳或配方奶，加饼干、馒头
下午6时	婴儿粥（加鱼泥、肉末、菜泥、豆腐等）
晚上9时	母乳或配方奶

3. 10~12个月婴儿每天膳食安排

10~12个月的婴儿对各种辅食已基本适应，有的婴儿已基本断了母乳，但应保证每天喝500毫升配方奶。辅食仍应细、烂、软，烹调时采用蒸、煮、炖等方法，避免煎、炒。膳食安排见表3-6。

表3-6 10～12个月婴儿每天膳食安排

时 间	食 物
7时左右	馒头，配方奶
上午9—10时	水果
中午12时	软饭，碎肉，碎菜
下午3时	饼干等糕点，配方奶
下午6时	面条加鱼肉，蔬菜
晚上9时	配方奶

第四节 婴儿睡眠、两便、三浴照料

一、婴儿睡眠照料

婴儿睡眠时间充足、睡眠质量高，可使其心脏得到充分的休息，消除疲劳。如果睡眠不足，婴儿容易烦躁，食欲减退，影响其成长发育。

1.不同月龄婴儿的睡眠时间及次数，见表3-7

表3-7 不同月龄婴儿的睡眠时间及次数

序号	月龄	睡眠时间及次数
1	1～3个月	每天应睡16小时左右。白天应睡4次，每次1.5～2小时；夜间要睡10～11小时。这就是说，除了吃奶、换尿布、玩一会儿，大部分时间就是睡觉
2	4～6个月	每天睡眠时间应保证在14小时左右。但是，决定婴儿一天生活的睡眠方式应由婴儿的睡眠状况来决定。一般是上午睡1次，1～2小时，下午睡1次，2～3小时。由于白天运动量增加，稍有疲劳的婴儿夜里会睡得很香

续表 3-7

序号	月龄	睡眠时间及次数
3	7~12个月	睡眠时间和睡觉的香甜程度因人而异，一般全天睡眠时间14~15小时。上午睡1次，每次1~2小时，下午睡1~2次，每次1~2小时，夜间睡10小时左右。这个月龄的婴儿很少有一觉睡到天亮而不醒的，一般都要醒来2~3次解小便
4	1~3岁	每天平均睡12~13小时。夜间能一觉睡到天亮，白天觉醒时间长，有固定的2~3次小睡时间

2.婴儿的睡眠环境

为婴儿营造一个温馨、舒适、安静的睡眠环境是保证婴儿高质量睡眠的前提，尽量让他们在自己熟悉的环境中睡觉。具体来说，这一环境应包括以下几个方面的内容。

①卧室的环境要安静，没有噪声。

②室内的灯光最好暗一些，灯光或阳光不能直接照在婴儿脸上，室温不宜过高，控制在20~23℃。

③窗帘的颜色不宜过深。

④注意开窗通风，保证室内空气新鲜。

⑤婴儿的床应软硬度适中，最好是木板床，以保证婴儿的脊柱正常发育。

⑥睡前洗净婴儿的脸、脚和臀部。1岁前的婴儿不会刷牙，可用清水或淡茶水漱口，并排1次尿。

⑦给婴儿换上宽松、柔软的睡衣并让其保持良好的睡姿，以便安稳入睡。

⑧每天应定时哄婴儿睡觉。

3.判断婴儿睡眠充足的标准

由于每个婴儿的睡眠需求不同，所以不能只从睡眠时间来评定其睡眠是否已经足够，而要对婴儿进行全面观察。如果符合以下三点，即使婴儿睡眠时间比一般婴儿少一些，也可以认为睡眠充足。

①白天活动时精力充沛，不觉疲劳。

②食欲好，吃奶、吃饭津津有味。

③在饮食正常的情况下，体重随月龄增加而增长。

4.婴儿的睡眠姿势

婴儿睡眠的姿势有三种，即仰卧、侧卧和俯卧。5个月以内的婴儿因自己不能翻身，睡眠的姿势主要由大人决定，6个月以后的婴儿由自己选择。

①仰卧。如图3-10所示，婴儿仰卧时头通常偏向房子中间，这里常有人活动，有光亮和声音吸引。虽然在我国很多大人习惯培养婴儿仰卧睡眠的习惯，但经常保持这种姿势容易把头睡偏。另外，由于婴儿容易呕吐，仰卧时呕吐物容易吸入气管而引起窒息。

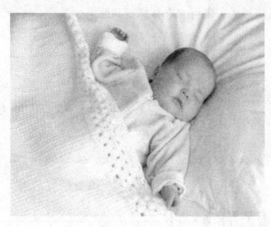

图3-10　仰卧

②侧卧。婴儿侧卧时双腿弯曲，有利于肌肉组织充分休息，消除疲劳，如图3-11所示。右侧卧不会压迫心脏，还有利于胃内容物朝十二指肠方向推进，促进婴儿消化。

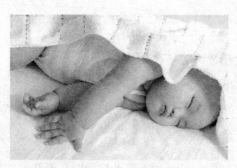

图 3-11 侧卧

③俯卧。俯卧即趴着，如图3-12所示。过去人们认为俯卧位会压迫胸部，引起呼吸困难。现在，医学家提倡俯卧位睡眠，因为这样有利于胸廓和肺的生长发育，可以避免呕吐物或唾液流入气管。如果婴儿已能抬头，则可允许其趴着睡眠。

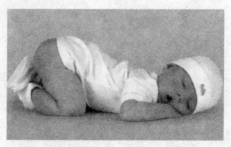

图 3-12 俯卧

专家提示

要有意识地帮助婴儿变换睡眠姿势，仰卧、侧卧、俯卧交替进行；易呕吐的孩子，喂奶后最好取侧卧位。

5. 婴儿睡眠的注意事项

①婴儿睡衣要宽松，不要穿得太紧、太厚，尿布湿了要及时更换。

②尽量安排婴儿在相对固定的时间睡觉，睡觉前不要使孩子过分兴奋。

③不要抱着婴儿睡，不要用摇床、拍背等方法来催眠，更不要让孩子口含奶嘴睡觉。

④不能让孩子睡在没有护栏的床上，以防翻滚摔下床。

⑤不要用逼迫、威胁、吓唬的方法使孩子入睡，这样不利于婴儿尽快入睡，还会使其睡不安稳、容易惊醒。

⑥避免婴儿睡眠时头固定一边，要时常帮助其变换睡姿，以免头部骨骼受压成扁头或偏头。

二、婴儿大小便照料

1.婴儿大小便的规律

①婴儿一般在吃奶、喝水之后15分钟左右就可能排尿，然后隔10分钟左右可能又会排尿。育婴员应掌握这一规律，有意识地给婴儿把尿。

②吃母乳的婴儿一天可能大便3~5次，喝牛奶的婴儿一天大便1次居多，有的可能2天大便1次，容易便秘。

③婴儿大便前一般会有些表现，如发呆、愣神、使劲等，这时应及时发现并抱起，帮助其顺畅排便。

④3~6个月的婴儿，有的大小便已很有规律，特别是每次大便前会有比较明显的反应。夏季炎热时可以不给婴儿裹尿布，以防皮肤湿疹。

⑤6个月以上的婴儿每天基本上能够按时大便，形成一定的规律，定时把大便成功的概率比较大。但这一时期的婴儿还不能自己有意识地控制大小便，只是条件反射性地排便排尿，这就要求育婴员要多观察婴儿的反应。比如有的婴儿排大便前脸部会有表情，自己会"嗯嗯"地示意。

2.大小便后的清洁处理

一旦发现婴儿大小便，要及时更换尿布，否则容易导致婴儿患尿布疹等病症。每次大便后要及时清洁婴儿臀部，让婴儿皮肤时刻保持清爽。

①女婴的清洁。女婴大便后清洁时要从前向后擦，以免大便污染生殖器。清洗时用水即可。在最初几天中，会有液体或者甚至是少许血从阴道排出，这是正常现象，不必惊慌，只需勤换尿布即可。切忌随意治疗，以免产生不良后果。

②男婴的清洁。男婴大便后清洁时同样应当从前向后擦。如果男婴没有做包皮环切术，洗洁时不要将包皮向后拉扯。包皮会自己逐渐松弛，到了3岁通常就可以完全收缩了。如果男婴做了包皮环切术，则应当用涂有凡士林油或抗生素软膏的纱布盖住阴茎，帮助伤口愈合。在手术后的第一个星期里可能会发生一些肿胀和结出黄色的痂米。

3.婴儿尿布的使用与更换

婴儿尿布种类很多，就材质而言，可分为布尿布（习惯称尿布）和纸尿裤两种。

（1）使用尿布时应注意的问题

①使用布尿布时应注意的问题，如图3-13所示。

问题一	不应在尿布外再垫上一层塑料布或橡皮布。因为塑料布或橡皮布不透气、不吸水，尿液渗不出去，会使婴儿臀部的小环境潮湿、温度升高，引发尿布疹和霉菌感染。但是，可以在夜间用棉花、棉布做成厚的尿布垫垫在尿布外面，但不宜间隔过长时间更换
问题二	到了夏季，气候炎热，空气湿度大，给婴儿换尿布时不要直接用刚刚暴晒过的尿布，而要等尿布凉透后再用。从防止发生尿布疹的目的出发，在夏季应该增加婴儿"光屁股"的时间
问题三	气候寒冷的冬季，在给婴儿换尿布时要先用热水袋或通过其他方式将尿布烘暖，手也要保证温暖，避免婴儿有不舒服的感觉

图3-13 使用布尿布时应注意的问题

②使用纸尿裤时应注意的问题，如图3-14所示。

问题一 ▷ 　换纸尿裤要及时。婴儿的尿中常溶解着一些身体内代谢产物的废物，如尿酸、尿素等。尿液一般呈弱酸性，会形成刺激性很强的化合物。吃母乳的婴儿大便呈弱酸性、稍稀些，喝牛奶的婴儿大便呈弱碱性、稍干些。无论是干便、稀便，或者是酸性、碱性物质，对婴儿的皮肤都具有刺激性。如果不及时更换纸尿裤，娇嫩的皮肤就会充血，轻者皮肤发红或出现尿布疹，严重的还可能腐烂、溃疡、脱皮

问题二 ▷ 　纸尿裤的接头要粘牢。为婴儿更换纸尿裤时，一定要使接头粘住纸尿裤。如果你使用了婴儿护理产品，如油、粉或沐浴露等，则更要注意。这些东西可能会触及接头，使其附着力降低

问题三 ▷ 　固定纸尿裤时，还要保证你的手指干燥和清洁

图 3-14　使用纸尿裤时应注意的问题

（2）使用尿布的方法　尿布的垫法多种多样。尿布有长形和正方形两种，最近普遍采用正方形的。正方形尿布的边长为70～80厘米，因折成三角形使用，因此又称为三角尿布。长方形尿布一般宽3～5厘米，长100～120厘米，对折成细长条，做成圈形使用。

婴儿的腿伸开时，总是自然形成M形的姿势，垫尿布时不要强拉固定，以免引起股关节脱臼。

垫尿布时，尽量松松地垫上，只垫上胯股部分就可以了。如果用尿布、尿布罩和衣服等将婴儿的下半身勒得太紧，不仅会妨碍婴儿的腿部运动，也会妨碍婴儿腹式呼吸。绝对不能用早年常见到的那种从腰到脚层层缠绕的方法。

● 专家提示 ●

在婴儿成长过程中要不断变换尿布的叠法和垫法。出生后3个月内尿量少，用长方形尿布竖着叠两折，只垫在胯下就可以了（正方形尿布竖着叠四折）。尿布罩要用胯裆间宽大的，不要勒紧婴儿的腿。3个月以后增加尿布数量，长方形尿布得用两块，才能不漏尿，正方形尿布最好变换一下叠法。

（3）使用纸尿裤的方法 就使用纸尿裤的那部分皮肤而言，健康的皮肤应当是干爽的。湿皮肤很快就会变得脆弱，易发生尿布疹。为最大限度地减少纸尿裤造成的湿润，应经常更换纸尿裤，并使用吸收力特强的纸尿裤。

婴儿皮肤上适当涂些凡士林油、氧化锌软膏，也有助于保护皮肤不受潮湿的影响。婴儿粉也许会使婴儿的皮肤摸起来很舒服，但并非最适合婴儿。婴儿粉可以在短时间里减少纸尿裤与孩子皮肤之间的摩擦，但是一旦被尿湿即失去效用。而且，如果婴儿不慎吸入大量的粉，这将是很危险的。

（4）换尿布的方法

①换布尿布的方法。婴儿大小便后为其换尿布时，应先用尿布上干净的部分擦屁股，且要从前往后擦，再用脱脂棉或纱布浸泡在热水里，拧干后将屁股擦干净。后一个步骤的主要目的是防止皮肤发炎，所以尽管麻烦些还是给轻轻地擦一擦为好。

②换纸尿裤的方法。对于新生儿，换纸尿裤的频率较高，约每天10次。随着孩子的不断成长，纸尿裤的更换次数会逐渐减少，约每天6次。

更换纸尿裤的时间如图3-15所示。

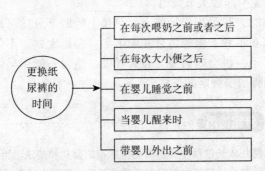

图 3-15 更换纸尿裤的时间

更换纸尿裤的步骤为：准备好一条干净的纸尿裤、一包湿纸巾、一条婴儿隔尿床垫、一条软毛巾、一小盆温水、尿疹膏或凡士林油。一定要在开始之前将一切都准备就绪，千万不要将婴儿独自留在床上。更换的详细步骤如图3-16所示。

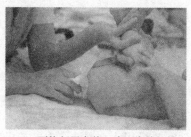

1.更换新尿布前，清理先前的排泄物

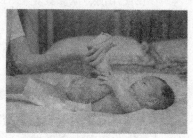

2.提起婴儿双腿放置纸尿裤

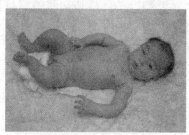

3.放纸尿裤时，注意将有粘贴胶纸的一边置于婴儿的屁股后面，纸尿裤的上缘与婴儿的腰际等高即可

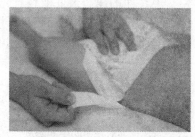

4.如果是女孩，其后面的尿布应该留长一些；如果是男孩，则应该将前面尿布留长一些

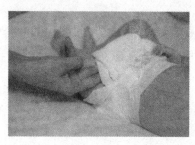

5.注意两边的裤脚应保留两指宽，以免婴儿觉得太紧、不舒适

图3-16 更换纸尿裤的详细步骤

（5）洗晒尿布的注意事项

①在使用前，尿布无论新旧，一定要经过清洗。要用中性洗涤剂清洗，不要用柔软剂或漂白剂。尿布一定要冲洗干净，不能残留洗涤剂，否则会降低尿布的吸水性，还易使婴儿患上尿布疹。洗净后应用开水浸烫消毒。

②如果是只有尿液的尿布，可以先用清水漂洗干净，再用开水烫一下。

③如果尿布上有粪便，则需先用硬刷将其去除，然后放进清水中刷洗一次，再打上弱碱性肥皂清洗，最后用清水漂洗多次，拧干晾晒。

④洗净的尿布最好能在日光下好好晒一晒，以达到除菌的目的。天气不好时在室内晾晒后可用暖气烤干或用熨斗烫干，这样既可以达到消毒的目的，又可以去掉湿气。

> **专家提示**
>
> 洗干净的尿布要叠放整齐，按种类存放在固定的地方，随时备用，同时注意防尘和防潮。

4.适时训练婴儿大小便

（1）何时可以训练

①婴儿一般1～2个月就可以开始训练把大小便。可在每天早上吃奶后、每次睡醒后和晚上睡前试着把一把，这个阶段训练大小便不一定成功，不必着急，更不能强迫。

②给婴儿把大小便时可以用"嘘嘘"声作排便信号，帮助婴儿形成条件反射。

③从5～6个月开始，可以在婴儿喝完奶后试着让其坐盆，这样天天坚持，反复进行，就可以使婴儿逐步形成定时排便的习惯。

·◎·专家提示·◎·

　　不能因为怕婴儿尿湿衣服，就过于频繁地把小便，甚至带有强迫性质，这样有可能会造成尿频，不利于增加膀胱的储尿量。

　　（2）怎样训练　在婴儿6~8个月时，要让其在固定的便盆中进行大小便。可以通过婴儿脸色及动作变化来判断其是否要大小便，并帮助其练习坐盆，时间控制在5~10分钟。坐盆的同时，要求婴儿不吃东西或不玩耍。因为吃东西或玩耍会影响排泄中枢。

　　当幼儿有控制能力时，即使其玩得很高兴，也要坚持在固定的时间提醒其坐盆。夜里要定时把尿，把尿时要使婴儿处于清醒状态，逐步培养其有尿自己会清醒的习惯。如在睡梦中把尿，容易造成婴儿人为遗尿的不良习惯。

　　育婴员要掌握训练婴儿大小便习惯的方法。婴儿的便盆设计要安全，且便盆要远离婴儿游戏的地方，防止分散婴儿的注意力。婴儿可以自己提裤子或是擦屁股时，育婴员要给予适当鼓励和表扬。

三、婴儿"三浴"照料

　　"三浴"即水浴、日光浴、空气浴。

1. 水浴

　　用水洗脸、洗脚、擦身或淋浴、冲洗、游泳等都叫水浴。新生儿及周岁以内的婴儿均可进行温水浴。周岁以后的幼儿除温水浴外，夏季还可冷水浴。

　　①水浴的基本目的。水浴是利用身体表面和水的温差来锻炼身体，此法更容易控制强度，充分发挥婴儿的个体特点。一年四季均能进行。水浴的好处是预防呼吸道感染，预防手脚冻疮，增强皮肤对寒冷环境的适应能力。

　　②水浴的基本要求。水浴的基本要求如图3-17所示。

要求一 | 一般健康婴儿对低于20℃的水温会产生冷的感觉，20℃～30℃有凉的感觉，32℃～40℃有温的感觉，40℃以上是热的感觉，水浴的原则是从温水逐渐到冷水

要求二 | 水浴应从温水逐渐过渡到冷水，切勿操之过急，以免婴儿受凉生病。1个月以内的婴儿可进行温水浴，1个月以后可逐渐向低温水浴过渡

要求三 | 要注意水温越低，则与身体接触的时间要越短

图 3-17　水浴的基本要求

（1）温水浴

①适合对象。婴儿出生后即可作半身温水浴，脐带脱落后即可进行全身温水浴。

②温度。水温以37℃～38℃为宜，室内温度要在24℃～26℃。

③频率。冬春季节可每天1次，夏秋季节可每天2次，每次约7～12分钟。

④操作要点。每次浴毕应立即擦干，并用温暖的毛巾或布包被包裹婴儿。为保持水温，进行过程中可不断向盆内加温水。

（2）冷水擦浴

①适合对象。这是最温和的水浴锻炼，操作方法比较简便，适用于6～7个月及以上的婴儿和体弱婴儿。

②室温要求。室温应控制在20℃以上，夏季可在室外进行。

③水温控制。开始时水温稍高些，为35℃左右，每隔2～3天降低水温1℃。较小的婴儿，水温可逐渐降至20℃左右，较大的婴儿水温可降至17℃～18℃，以后维持此水温。

④操作要领。冷水擦浴的操作要领如图3-18所示。

要领一 | 开始时，应先进行二次干擦，即用柔软的厚布或毛巾分区摩擦婴儿全身至全身发红为止

图 3-18　冷水擦浴的操作要领

| 要领二 | 湿擦的方法是脱去全身衣服，使婴儿躺在浴巾上，先用浸过水的毛巾（水中加1%的盐）摩擦上肢，然后用干毛巾摩擦皮肤，直到上肢皮肤出现轻度发红为止 |

| 要领三 | 以后作另一侧上肢、胸、腹、侧身、背及下肢的摩擦 |

图3-18　冷水擦浴的操作要领（续）

专家提示

冷水浴整套操作时间为6分钟,然后让婴儿静卧10～15分钟。有动手能力的幼儿可教会其自己动手，但要帮其掌握时间。

（3）冷水冲（淋）浴

①适用对象。适用于2岁以上的幼儿。

②水温要求。水温从34℃～35℃开始，逐渐降低，较小的幼儿水温可降至26℃～28℃，较大的幼儿水温可降至22℃～24℃。

③操作要领。冷水冲（淋）浴的操作要领如图3-19所示。

| 要领一 | 先冲淋幼儿四肢，使其适应水温，然后冲淋背部、两肋、胸部和腹部，注意不能用冲击量很大的水流冲淋头部 |

| 要领二 | 幼儿接受冲淋的时间以20～30秒为宜 |

| 要领三 | 一般在早饭前或午睡后进行较好 |

| 要领四 | 冲淋完毕后用干毛巾将幼儿全身擦干，如在寒冷季节，可进一步摩擦皮肤，使身体微微发红和发热为好 |

图3-19　冷水冲（淋）浴的操作要领

2. 日光浴（晒太阳）

无论春夏秋冬，婴儿都需要进行日光浴。阳光是最好的维生素D"活化剂"，常晒太阳可以帮助婴儿骨骼健康成长，促进钙的吸收，预防和治疗佝偻病。

（1）日光浴的时间　新生儿可在室内阳台上晒太阳，待婴儿满月后，就可以到户外晒太阳了。一般情况下，时间以上午9~10时和下午4~5时为宜。上午9~10时的时候，阳光中的红外线强，紫外线偏弱，可以促进新陈代谢；下午4~5时紫外线中的X光束成分多，可以促进肠道对钙、磷的吸收，增强体质，促进骨骼正常钙化。

如需到户外，出门前可以先开窗，让婴儿有一个适应的过程，此时要避免对流风袭击婴儿。然后在保暖的前提下，到户外晒太阳。如果受条件限制不能经常晒太阳，可以给婴儿加服一些鱼肝油，以预防佝偻病。

每次晒太阳的时间长短随婴儿年龄大小而定，要循序渐进，可由十几分钟逐渐增加到半小时或1小时。

（2）日光浴时的穿着　很多育婴员春季就会带婴儿到户外晒太阳，但考虑到天气冷，在晒太阳时怕婴儿感冒，所以给婴儿穿得很厚实，戴着帽子、手套和口罩，只露出两只眼睛。这样晒太阳很难达到目的，因为春季太阳中的紫外线较夏天弱得多，穿得太厚，紫外线要想透过衣物到达皮肤就很难。

在晒太阳时，给婴儿戴一顶带帽檐的小帽子是有必要的，特别是年龄特别小的婴儿，毛发较稀疏，而且头颅骨骨板薄，头颅前囟及颅缝都没有完全闭合，对阳光中紫外线抵抗能力较差。另外，带帽檐的帽子还可以起到保护婴儿视网膜的作用。

（3）日光浴的环境　带婴儿晒太阳可选择清洁、平坦、干燥、绿化较好、空气流通，但又避开强风的地方，最好到有草坪、有灌木植被的小区或公园内，因为这样的环境比较安静，空气也较清新，可以给婴儿一个好心情，有利于身心健康。特别注意不要在车水马龙的交通干线边晒太阳，以避免婴儿吸入过多的汽车尾气，引起铅中毒。

此外，隔着玻璃晒太阳就更不可取了。研究表明，隔着玻璃测试，紫外线透过不足50%，若到距窗口4米处，则紫外线更少，不足室外的2%。由此可见，在室内隔着玻璃晒太阳是不科学的。

（4）日光浴的注意事项　在给婴儿进行日光浴（晒太阳）时应注

意的事项，如图3-20所示。

事项一	晒太阳时不宜空腹和洗澡。因为洗澡时可将人体皮肤中的合成活性维生素D的材料"7-脱氢胆固醇"洗去，降低钙吸收的能力
事项二	防止阳光直射婴儿的眼睛，如果太阳光很强，婴儿头部上方应有遮阳的东西，如给婴儿戴上太阳帽。注意不要在阳光下晒得太久，可考虑在树荫下进行日光浴
事项三	日光照射时，要观察婴儿的反应，如脉搏、呼吸、皮肤变化及出汗情况等，以判断婴儿可接受日光照射的时间和强度。若日光照射后，婴儿出现虚弱、大汗淋漓、神经兴奋、睡眠障碍、心跳加速（脉搏增加30%）等情况，应立即回家给婴儿喝点淡盐水，或用温水给婴儿擦身，近期减少或停止日光浴
事项四	婴儿的皮肤较薄，体表面积相对较大，水分丢失较多，故每次"日光浴"后，应给婴儿多喝水
事项五	婴儿有病时，如发热、严重的贫血、心脏病以及消化系统功能紊乱，身体特别虚弱时，就不宜进行日光浴
事项六	冬季在室内做日光浴要开窗

图 3-20　日光浴（晒太阳）的注意事项

3.空气浴

空气浴是当前较流行的一种婴儿保健方法，经常进行室外空气浴，不仅能增强婴儿食欲、促进睡眠，还可以提高婴儿的抗寒能力。一般情况下，婴儿从2～3个月起就可以进行空气浴了。进行空气浴时，要把婴儿的衣服敞开，取走尿布，让皮肤暴露在空气中，并经常改变身体的位置，使各部位都能接触到空气。一般每天做1～2次，每次3～5分钟，婴儿4～5个月时可延长至5～6分钟。

（1）空气浴的原则　空气浴时应遵循的原则，如图3-21所示。

原则一 ▷ 先在室内给婴儿做空气浴

让婴儿裸体或穿单薄、肥大、透气的衣服，使皮肤广泛地接触空气，可在20℃~24℃的室内进行。每次空气浴的时间可从开始时的几分钟逐渐延长到10~15分钟，最长可达2~3小时

原则二 ▷ "有意"多裸露

婴儿满月后，每当给婴儿换尿布和衣服时，不要急于给婴儿穿衣服，而让婴儿身体的一部分在冷空气中裸露一两分钟，让他的皮肤逐渐适应空气浴

原则三 ▷ 掌握空气浴的时机

婴儿满2个月后，可以在早晚更衣或午睡后换尿布时或洗澡后进行空气浴

图 3-21 空气浴的原则

（2）室外空气浴需从夏天开始 室外空气浴要求在天气晴朗、微风的情况下进行，最理想的气候条件是气温在20℃左右，相对湿度为50%~70%，时间最好选在早饭以后1~1.5小时，因为此时空气中灰尘杂质与有害成分较少，空气凉爽，对机体的兴奋刺激明显。地点应该选择干燥的、没有过堂风的地方。

（3）冬季进行空气浴的要点 在冬季，婴儿做空气浴时的室内温度最好保持在18℃~22℃，以免婴儿受冻生病。随着婴儿的成长，空气浴的室内温度也可以逐渐降低。3岁左右的幼儿，空气浴室内温度可降低到16℃左右。

第五节 卫生清洁照料

一、婴儿居室卫生

1.保持婴儿居室空气良好

婴儿居室不论春夏秋冬，每天应定时开窗通风，保持空气清

新，室内禁止吸烟。婴儿未出满月时，应尽量避免众多亲朋好友的来访探视，避免室内空气污染和细菌侵入。家人外出归来，应清洗双手并更换外衣后再接触婴儿。夏季，婴儿的居室要凉爽通风，但要避免直吹"过堂风"。

居室内可养一些吊兰、仙人掌等植物，对净化室内空气有益。家中最好不要养猫、狗、鸟等动物。如果已经养宠物，应注意不要让猫、狗、鸟类等动物进入婴儿的房间。

装修后的新居须充分通风、彻底干燥（通常需要3个月左右）后才能让婴儿入住。

2.婴儿居室定期进行清扫

婴儿居室应及时、定期打扫卫生，清理卫生死角，不给病菌以滋生之地。家具要经常用干净的湿布擦拭；扫地时避免尘土飞扬，最好用半干半湿的拖把拖地，防止灰尘对空气的污染。婴儿的床上用品应2~3天替换清洗1次，并在太阳下晾晒。

3.婴儿居室的适宜温度和湿度

婴儿房间的温度以18℃~22℃为宜，湿度应保持在50%左右。冬季，可以借助空调、取暖器等设备来维持房间内的温暖。为保证房间内空气新鲜和湿度适宜，要注意定时开窗通风换气，可在室内挂湿毛巾、使用加湿器等。盛夏时期，如果没有空调，可在室内放盆凉水，或时常往地上洒些凉水，以降低室温。

4.婴儿居室的布置

①婴儿化。有些有孩子的家庭，居室的布置依然跟没孩子时的布置一样，四壁光秃秃的，没有一幅图画。这样，孩子的视觉得不到良好的刺激，色感、立体感、方位感等方面的发育会相对滞后。正确的做法是在婴儿的居室及活动场所，悬挂一些颜色鲜艳、立体感强的、生动活泼的卡通画，但不要太多，3~5幅即可。

②婴儿居室的布置要经常变换。有人给婴儿看一幅图片，第一次注视图片的时间是10秒，1小时内给婴儿再看同一幅图片时，注视图片的时间缩短了5秒。由此可见，婴儿居室的布置要经常变换，使婴儿天天有新鲜感。变换的频率大概是一周1次，变换的东西包括所

挂的图画、家具的摆设、玩具等。

③营造适宜婴儿吃奶、玩耍、睡觉的环境。婴儿吃奶时周围的环境要尽量单调、安静，避免给孩子不良的刺激。婴儿睡觉时也要安静，但不是绝对安静，允许周围有细小的声音，如脚步声、轻轻的谈话声、轻柔的音乐。这样有利于婴儿养成良好的睡眠习惯。

另外，婴儿吃奶、睡觉的环境应该相对固定，尽量减少变换。这样有利于婴儿形成良好的条件反射，更易于其习惯的养成。婴儿活动的环境当然要尽量生动活泼、声色俱全，要经常变换。总之，不同的活动场所，应有与之相适应的环境，并做到因地制宜。

④消除安全隐患。消除安全隐患的细节如图3-22所示。

细节一	床上不要放置衣物或其他东西，特别是各种包装袋、塑料纸、马甲袋和尿布等
细节二	要藏好尖锐利器。婴儿日渐长大，活动能力在不断增强，活动范围也在不断扩大。为安全起见，刀、剪刀、毛衣针等尖锐锋利的危险品必须收妥。婴儿拿到后，常爱模仿大人而胡乱摆弄，易误伤自己。此外，尖头的筷子、削好的铅笔等带有锐尖的东西，也不要让婴儿拿在手里玩耍，以防戳伤，特别是眼睛
细节三	收妥细小物品和易碎物品。婴儿长到一定阶段，不管什么东西都想往嘴里放。因此，不要把诸如纽扣、玻璃球、豆子、棋子、药片等体积较小的东西放在孩子够得着的地方，以防婴儿吞入口中，造成伤害；药品和化学清洁剂、洗涤剂更应放在婴儿拿不到的地方。 玻璃器皿和瓷器都属于易碎物品，婴儿碰到或玩耍时抓握不慎就会弄碎，易割伤或刺破皮肤，这类物品也应放到婴儿拿不到的地方
细节四	提防容易烫伤的物品。婴儿年幼无知，不知道皮肤碰到高温时会产生什么后果，因此，家中的热水瓶、刚用完的电熨斗、装有热水的杯子、餐桌上的热汤和热粥以及刚从火上取下来的锅或茶壶等都应放在适当的地方，确保婴儿不能碰触到；冬天的取暖器一定要有围栏保护

图3-22 消除安全隐患的细节

细节五	当心电源电线和家具的锐角。电源插座最好放在婴儿触碰不到的地方或家具后面，暂时不用的插座应该贴上胶布；婴儿可能触摸到的灯口上一定要安上灯泡。另外，要教育婴儿不拉电线、不咬电线
细节六	婴儿能自己扶走或刚会独自行走时，很容易摔跟头，有锐角的家具是危险的地方，应该贴上海绵或橡胶皮，同时诱导婴儿在比较空旷的房间里玩，防止发生碰撞意外

图 3-22 消除安全隐患的细节（续）

5.光线

婴儿居室尽量选择朝南向阳、光线充足的房间。婴儿床的四周要留出足够的余地，以免大人做家务时影响婴儿或发生隐患。特别要注意以下事项。

①婴儿床要避免阳光直射，强烈的太阳光会刺激婴儿的眼睛。

②婴儿床的放置不仅要方便日常看护，还要便于母子经常性的目光交流。

6.婴儿居室及周围须保持安静，避免嘈杂喧闹

因为婴儿的耳鼓膜十分脆弱，持续的噪声会影响婴儿的听力，严重时还会影响婴儿的智力发育和情绪发展。当婴儿醒来时，可用轻柔的音乐，安定其情绪，增强其大脑活动，协调其肢体动作，控制其情绪变化。

二、婴儿敏感部位的清洁护理

婴儿的个人卫生至关重要。皮肤不仅保护身体不受病菌入侵，还有调节体温、感受刺激、排泄废物等作用。清洁是保护皮肤正常功能的重要措施。要通过经常为婴儿清洁个人卫生，逐步培养其良好的生活习惯。

1.脐部的清洁护理

婴儿脐带在结扎后会形成一层天然创面，也是细菌的滋养地。如果平时不注意消毒就很容易感染。所以，清洁护理脐部非常重

要，其护理要点如图3-23所示。

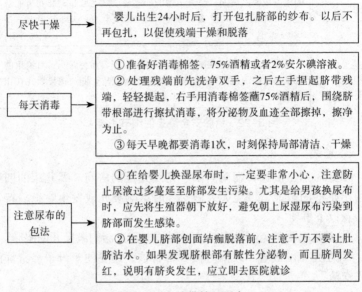

尽快干燥	婴儿出生24小时后，打开包扎脐部的纱布。以后不再包扎，以促使残端干燥和脱落
每天消毒	①准备好消毒棉签、75%酒精或者2%安尔碘溶液。 ②处理残端前先洗净双手，之后左手捏起脐带残端，轻轻提起，右手用消毒棉签蘸75%酒精后，围绕脐带根部进行擦拭消毒，将分泌物及血迹全部擦掉，擦净为止。 ③每天早晚都要消毒1次，时刻保持局部清洁、干燥
注意尿布的包法	①在给婴儿换湿尿布时，一定要非常小心，注意防止尿液过多蔓延至脐部发生污染。尤其是给男孩换尿布时，应先将生殖器朝下放好，避免朝上尿湿尿布污染到脐部而发生感染。 ②在婴儿脐部创面结痂脱落前，注意千万不要让肚脐沾水。如果发现脐根部有脓性分泌物，而且脐周发红，说明有脐炎发生，应立即去医院就诊

图 3-23 脐带护理要点

专家提示

　　大多数婴儿的脐带结痂会在 7 ~ 14 天后脱落，但也存在特殊的情况。婴儿的肚脐上有两根脐动脉、一根脐静脉，如果有的婴儿脐动脉本身就粗大的话，它的脱落时间就会比正常的婴儿长。遇到这种情况不要担心，这不是什么病症，只是婴儿个体上的差异而已。

2. 囟门的清洁护理

　　囟门是新生婴儿脑颅的"窗户"。脑组织软需要骨性的脑颅保护，但对于密闭的脑颅来说，囟门就是上面的一个开放空隙，很容易受到外界不利因素的侵害，所以囟门的日常清洁护理非常重要。

囟门的清洁护理包括两个方面，如图3-24所示。

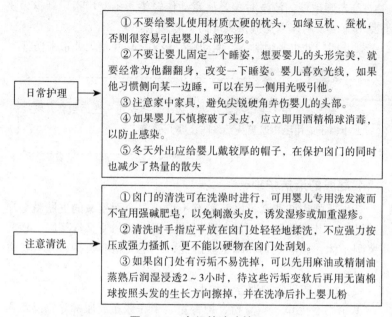

日常护理	①不要给婴儿使用材质太硬的枕头，如绿豆枕、蚕枕，否则很容易引起婴儿头部变形。②不要让婴儿固定一个睡姿，想要婴儿的头形完美，就要经常为他翻翻身，改变一下睡姿。婴儿喜欢光线，如果他习惯侧向某一边睡，可以在另一侧用光吸引他。③注意家中家具，避免尖锐硬角弄伤婴儿的头部。④如果婴儿不慎擦破了头皮，应立即用酒精棉球消毒，以防止感染。⑤冬天外出应给婴儿戴较厚的帽子，在保护囟门的同时也减少了热量的散失
注意清洗	①囟门的清洗可在洗澡时进行，可用婴儿专用洗发液而不宜用强碱肥皂，以免刺激头皮，诱发湿疹或加重湿疹。②清洗时手指应平放在囟门处轻轻地揉洗，不应强力按压或强力搔抓，更不能以硬物在囟门处刮划。③如果囟门处有污垢不易洗掉，可以先用麻油或精制油蒸熟后润湿浸透2～3小时，待这些污垢变软后再用无菌棉球按照头发的生长方向擦掉，并在洗净后扑上婴儿粉

图3-24 囟门的清洁护理

3.乳痂的清洁护理

新生儿头皮的皮脂腺分泌很旺盛，如果不及时清洗，这些分泌物就会和婴儿头皮上的脏物积聚在一起，时间长了会形成厚厚的一层乳痂，看上去脏脏的，令人非常不舒服。乳痂可用以下方法清理掉。

①植物油梳理。为保证植物油的清洁，一般要先将植物油加热消毒，放凉后备用。另外，一些以植物油成分为主的婴儿油或婴儿润肤露也是帮助宝宝清洗乳痂的不错选择。

将冷却的清洁植物油涂在头皮乳痂表面，不要将油立即洗掉，需滞留数小时，待头皮乳痂变软脱落。比较薄的头皮乳痂会自然脱落，比较厚的头皮乳痂则需多涂些植物油，多等一些时间。

若头皮乳痂松软但没有脱落时，用小梳子慢慢地、轻轻地梳一梳，厚的头皮乳痂就会脱落，然后再用婴儿皂和温水洗净头部的油污。

②去痂护理。清洗时，要注意动作轻柔，不要用指甲硬抠，更不要用梳子去刮，以免损伤头皮而引起感染。

婴儿囟门处也必须清洗，但动作要轻柔，以免给婴儿带来伤害。

┌─ **专家提示** ─────────────────────────┐

　　清洗后要用干毛巾将婴儿头部擦干，冬季可在洗后给婴儿戴上小帽子或用毛巾遮盖头部，防止婴儿受凉。

└─────────────────────────────────┘

4.屁股的清洁护理

新生儿的皮肤非常稚嫩，稍有不慎，白净而稚嫩的皮肤就会出现问题，尤其是屁股，更易遭受损伤，稍有疏忽便又红又肿，使婴儿哭闹不休，影响吃奶和睡觉。因此，一定要精心呵护，并且护理要得当。

婴儿屁股的日常护理方法如下。

①浴盆、毛巾、爽身粉、护臀霜、干净尿布或尿裤等物品都需准备齐全。

②婴儿哭时马上观察，是否已浸湿尿布或排便等。

③如果婴儿尿湿，要把尿布取下，换上干净的尿布或尿裤。

④如果婴儿大便了，每次都应用温水将屁股清洗干净，然后用柔软毛巾把水沾干，切不可用毛巾来回擦。

⑤屁股不红时，可涂上薄薄一层婴儿爽身粉。

⑥若屁股发红，则应在屁股及肛门周围涂上护臀霜，再为婴儿换上柔软的尿布或尿裤。

三、给婴儿洗澡

洗澡能清洁皮肤、维护皮肤的健康。温水澡能溶解皮脂、松弛皮肤、扩张皮肤毛细血管、促进代谢产物的排出。育婴员必须掌握给婴儿洗澡的正确方法。

1.给婴儿洗澡的基本要求

婴儿出生后第二天就可开始洗澡（一般在医院产科婴儿室每天洗1次）。婴儿在夏天出生的，因出汗多，在家里可多洗几次；冬天要注意保持室温26℃～28℃，水温38℃～40℃。每次洗澡的时间安排在喂奶前1～2小时，以免引起吐奶。选用的洗液应是对皮肤刺激小的中性洗液。

2.洗澡步骤图解

（1）准备

①把需要用到的东西都准备好。毛巾、洗护用品、干净尿片、干净的衣物等。

②将水温（可用前臂试水温，以不烫为合适）、室温调节好。

（2）洗澡操作步骤　婴儿洗澡步骤如图3-25所示

①育婴员坐在小椅子上脱去婴儿衣服，用大毛巾包裹好，并将其仰卧在自己腿上。

②育婴员左手托住婴儿头颈部，用拇指和中指分别向前轻按住婴儿右、左侧助耳屏，使之盖住耳孔，以防水流入耳内；右手用柔软的毛巾洗眼睛、鼻子、脸，洗干净后用毛巾擦干。

③给婴儿洗头（具体方法参照后面"给婴儿洗头"的内容）。

④育婴员解开婴儿身上的大毛巾，左手握住婴儿左臂靠近肩处，使其颈部枕于自己左手腕处，用右手托住婴儿左腿靠近腹股沟处，使其臀部位于自己右手掌上，轻轻放入水中。

⑤依次清洗颈、腋窝、手心、肘弯、前胸和腹部，洗腹部时要注意脐部。最后洗腹股沟、大腿、脚等。

⑥洗完后，用左手前臂托住婴儿胸前，手掌托住婴儿右侧腋窝处固定，使婴儿呈前倾的姿势，然后清洗背部、臀部和臀纹。

⑦全部洗完后再将婴儿翻至仰卧位，左手托住其头颈部，右手抓住其脚踝部，将婴儿抱出水面，放至一块预先准备好的干燥的大毛巾上，并包起来轻轻擦干。在皮肤褶皱处扑上爽身粉或松花粉，保持局部干燥。脐部残端未脱落者，用消毒棉签蘸75%酒精清洁，以防脐部感染。用干棉签卷一下耳孔和耳屏内侧面。

⑧全部做完后，轻轻按摩婴儿，给婴儿穿上衣服。

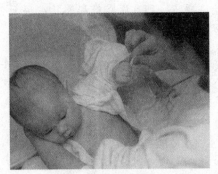

1.脱去婴儿衣服

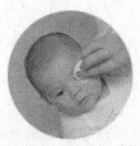

2.蘸清水擦洗眼睛，步骤
是由眼内角至眼外角

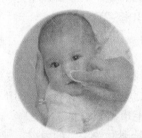

3.以毛巾四角清洗婴儿的鼻、耳

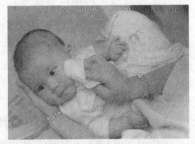

4.毛巾清洗过后，即可擦拭全脸

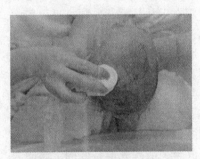

5.以橄榄式抱法清洗婴儿头发，即一
手夹住婴儿的身体及手掌支撑头部，另
一手拿柔软的小毛巾蘸水清洗

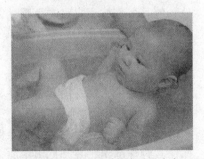

6.将头擦干后，将婴儿放入水中

图 3-25　洗澡详细步骤图解

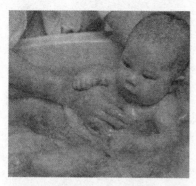

7.拨水轻拍婴儿胸部，避免婴儿躁动不安

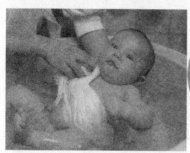

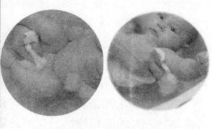

8.清洗颈部、两侧腑下及生殖器等

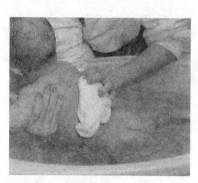

9.将婴儿翻到背面清洗。这时以一只手托在婴儿腋窝处，托住婴儿的手臂及前颈，另一手擦洗

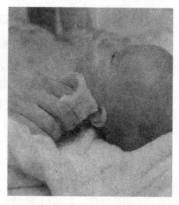

10.将婴儿抱回床上后，放在干燥的大毛巾上，包起来轻轻擦干，尤其是要将易藏水的部位擦干

图 3-25 洗澡详细步骤图解（续）

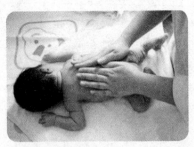

11.轻轻按摩婴儿

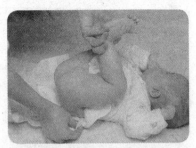

12.给婴儿换上干净衣服及尿布

图 3-25　洗澡详细步骤图解（续）

（3）给婴儿洗澡时脐部的护理　对脐带没有脱落的婴儿要上、下身分开来洗。先洗上半身，包住下半身。洗的顺序是：先胸腹部再背部。要重点清洗脖子和腋窝皱褶部位。

洗完上身后用浴巾包裹住，再洗下身。全身洗完后脐带处用消毒棉签蘸75%的酒精擦拭，先擦外周，再换一根棉签擦脐带里面，不要让脐带里面存水。

3.给婴儿洗澡的注意事项

①不管给婴儿使用哪种婴儿浴盆、洗澡椅或沐浴架，都不要让他在没人看管的情况下待在浴盆里。

②在往浴盆里放水的时候，千万不要把婴儿放进浴盆（放水过程中，水温可能会有变化，或是水太深了）。

③往浴盆中放水时应先放凉水，后放热水，以减少烫伤婴儿的危险性，另外，浴盆中的水以半盆为宜，不可太满。

④为家庭浴室创造安全条件。可放一块橡胶材质的浴室地垫，并用水龙头保护罩把水龙头罩上。

⑤确保洗澡水的温度适宜（32℃～35℃）。婴儿通常更愿意用稍微凉点的水。婴儿在约60℃的水中待上不到1分钟就可能被烫伤。

⑥给不满6个月的婴儿洗澡，浴盆里只需放5～8厘米深的水。更大一些的婴儿洗澡时水深也不要高过他的腰部（坐位时）。

> **专家提示**
>
> 虽然你可以选择防滑沐浴床等加强婴儿洗澡安全的产品，但无论如何，你都不能放松看护婴儿的警惕性。

4.掌握适宜的婴儿洗澡时间

婴儿洗澡时间不宜过久，如果孩子生病了，则不宜洗澡，以免消耗体力。给新生儿洗澡，全过程最好控制在10分钟之内，热水中浸泡时间不要超过5分钟，切记做好防感冒措施。

5.给患感冒的婴儿洗澡

通常，可以在温暖的屋子里，给婴儿轻轻地抹上一点婴儿香皂擦拭身体，然后用湿毛巾将身体擦干净。如果婴儿病情过重，就只好用湿毛巾擦拭一下脖子、腋下、屁股等最容易弄脏的地方。如果婴儿只是鼻子稍稍有些不通气、轻度咳嗽，不发烧，精神也不错，还是可以洗澡的。泡一泡热水，有时反而可以恢复得快些。

四、给婴儿洗头

1.洗头用品

1岁以内的婴儿，应不用或少用洗发水。1岁以上的幼儿，可使用幼儿专用洗发水。婴儿使用的毛巾和盆应该与大人的严格分开，最好单独使用。

2.洗头步骤

洗头步骤如图3-26所示。

步骤一	左手托住婴儿的头部，使其背部靠在你的左臂上，腿藏在你的肘里，左手肘支撑在膝盖上

图 3-26 洗头步骤

步骤二	右手轻轻将盆中的水淋在婴儿头上（注意避免将水溅到婴儿眼睛、耳朵、鼻子里），直至婴儿的头发淋湿
步骤三	倒2～3滴婴儿洗发水于右手中，轻柔婴儿的头发后，用盆中水清洗2次，再换水清洗2次即可
步骤四	以上操作完毕后，用另一条干毛巾将婴儿的头轻轻抹干

图 3-26　洗头步骤（续）

专家提示

无论给多大的婴儿洗头都要注意感情安慰。洗头时让婴儿的身体靠近你的胸部，较密切地与其上身接触，婴儿的头也不要过度倒悬，稍微倾斜一点就可以。洗头时，要不断地说"宝宝乖，现在阿姨给你洗头"等，以增加婴儿的安全感。几次之后，孩子也就不再哭闹了。

五、婴儿腋窝、脖子、腿根部的清洁

婴儿的皮肤特别嫩，耳后、颈部、腋窝汗液特别容易积累，护理步骤如图3-27所示。

步骤一	一定要每天把婴儿所有的皱褶处都检查一下，耳后、腋窝、大腿根一定要重点检查。若有汗液，立即用柔软的棉布蘸干
步骤二	然后用清水洗净，再用柔软的棉布去蘸干，切记不能擦，一擦皮肤就容易破。柔软的棉布蘸去汗液或水分时，婴儿会感到很舒服。一些胖的、褶比较深的婴儿，如果汗液多，皱褶处每天应清洗2～3次
步骤三	清洗后，把皱褶处扒开晾一晾，然后抹一点爽身粉。若皮肤已破一定要晾着，每天至少晾两三次，每次晾几个小时

图 3-27　婴儿腋窝、脖子、腿根部的清洁步骤

六、婴儿口腔的清洁

1.清洁口腔从0岁开始

①准备几块纱布，大小约4厘米×4厘米，再准备一杯温开水。

②育婴员一只手抱住婴儿，另一只手给婴儿清洁口腔及牙齿。

③育婴员将纱布裹在食指上，用温开水把纱布沾湿。

④然后将裹覆纱布的食指伸入婴儿口腔内，轻轻擦拭婴儿的舌头、牙龈和口腔黏膜（一般不主张做口腔擦拭，如果舌台特别厚时才做）。

⑤已长牙的婴儿，可用食指裹住湿的纱布，水平横向擦拭清洁乳牙。

⑥每次喂奶后，再喂些温开水以达到漱口目的。

2.注意事项

①选择光线充足的环境，以便清楚观察口腔的每一个部位。给长出小牙的婴儿"刷牙"时，可对其唱歌、讲话，让他感觉到清洁口腔是令人愉快的事情。

②为预防奶瓶性龋齿，要避免婴儿含着奶瓶睡觉。如果婴儿一定要含着奶瓶才能入睡，必须先清洁奶瓶奶嘴，并且瓶中只能装白开水。

③婴儿快要长牙时，可以先找儿童牙科医生给婴儿检查一下口腔，也可以向医生询问有关婴儿长牙以及口腔清洁的问题。

④婴儿长牙后，可以喂其饼干、苹果等可满足咀嚼的食物，但要注意别躺着吃，以免被食物噎住而造成窒息。

七、婴儿身上污秽物的清洗

1.清洗鼻屎

初生婴儿鼻涕分泌得较多，由于鼻孔很小，往往容易造成鼻塞。鼻子不通气，呼吸就会困难，孩子就会不好好吃奶，情绪变坏。若鼻子堵塞厉害，可用棉签轻轻弄掉。具体操作方法如下。

①将婴儿带至灯光明亮处，或者使用手电筒照射。

②用棉签蘸一些开水（冷却后）或生理盐水，轻轻地伸进鼻子内顺时针旋转即可达到清洁的目的。

用棉签只能去掉较外面的鼻屎，稍里边一点，棉签就无能为力了。倘若鼻子堵塞得实在厉害，妨碍呼吸，用棉签又取不出来的话，可带婴儿到医院请医生用呼吸器吸掉。

一两个月大的婴儿尚不能滥用滴鼻药，实在非用不可时，1天最多只能滴1～2次。

○━━《专家提示》━━○

婴儿使用的棉签必须是药店或婴儿用品店销售的消毒过的棉签。经常进行室外空气浴和日光浴，婴儿的皮肤和黏膜自会得到锻炼，鼻子堵塞现象就会减少。

2.清洗耳垢

婴儿有的时候因为吐奶或流汗，耳廓周围或者耳朵后面总是显得脏兮兮的，遇到这种情况时可采用如图3-28所示的方法。

方法一	用婴儿香皂蘸上水打出泡沫，先放在一边。然后一只手按住婴儿的脸颊，另一只手蘸肥皂液轻轻地涂在耳廓或者耳后面有污垢的地方，把污垢轻轻揉开，再用干净的婴儿专用海绵或湿纱布擦干净就可以了
方法二	用棉签蘸上婴儿油或是橄榄油，涂在耳廓或耳后面有污垢的地方，停留一会儿，再用棉签轻轻地揉开，最后用湿纱布或者婴儿专用海绵擦干净

图3-28 清洗耳垢的方法

3.清洗眼屎

育婴员平时要多留意婴儿眼睛的状况，尤其是新生儿的眼睛。眼睛有分泌物时，要及时清理。

（1）清理眼屎的步骤　清理眼屎的步骤如图3-29所示

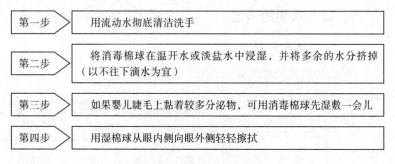

第一步	用流动水彻底清洁洗手
第二步	将消毒棉球在温开水或淡盐水中浸湿，并将多余的水分挤掉（以不往下滴水为宜）
第三步	如果婴儿睫毛上黏着较多分泌物，可用消毒棉球先湿敷一会儿
第四步	用湿棉球从眼内侧向眼外侧轻轻擦拭

图 3-29　清理眼屎的步骤

（2）清理眼屎的注意事项　给婴儿清理眼屎时，只要轻轻擦拭就可以了，不能伤害到婴儿眼周肌肤。清洁工具应选用消毒过的纱布或棉签，且使用次数以1次为限。另外，应避免在眼睛四周重复擦拭，以免增大婴儿眼睛细菌感染的概率。

4.剪指甲

婴儿的指甲长得非常快（1～2个月的婴儿指甲以每天0.1毫米的速度增长），而且婴儿会经常用指甲抓挠脸部及身上其他部位，因此要经常给婴儿剪指甲。

由于婴儿的指甲特别薄弱，皮肤也非常娇嫩，再加上婴儿爱动，育婴员在给他们剪指甲时，要注意以下四点。

①选择刀刃锋利、刀面薄、质量好的指甲剪（最好选择婴儿专用指甲剪）给婴儿剪指甲，不要用一般的剪刀，以免剪伤婴儿的手指尖。

②一般一周剪1次即可，若发现指甲有劈裂，要随时修剪。脚上的指甲较硬、较厚，宜洗澡或洗脚后修剪。

③婴儿醒着，爱手脚乱动，如在婴儿熟睡后修剪，就安全多了。大一点的孩子，可以一边给他们讲故事，一边给他们剪指甲。

④给婴儿剪指甲，动作要轻快，一次不要剪得太多、太狠，以免使婴儿产生疼痛感。婴儿指甲要剪得圆滑些，防止剪成棱角形。剪完后育婴员要用自己的手抚摸一下，看看指甲断面是否光滑，如

果不光滑，可用指甲剪上的小锉锉几下。

八、婴儿衣物的清洁

1.常见衣物污渍的处理方法

常见衣物污渍的处理方法如图3-30所示。

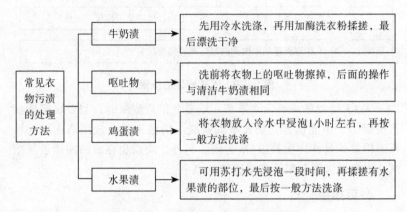

图 3-30　常见衣物污渍的处理方法

2.婴儿衣物洗涤的注意事项

①婴儿衣物一定要漂洗干净，否则残留在上面的肥皂或洗衣粉会对婴儿皮肤造成损害。

②婴儿衣物不要与成人衣物混在一起洗涤。

③不要将沾有大便的衣物与其他衣物混在一起洗涤，并且要先将粪便除去，然后再单独洗涤。

④沾有小便的衣物最好先将尿液冲洗掉，再按一般程序洗涤。尿布与衣物分开洗涤，按照浸泡→洗涤→开水烫→太阳晒的顺序操作，最后整理，与衣物分开放置。

九、婴儿卧具的清洁

用中性、无磷洗衣液（最好是婴儿专用）每周清洗1次被褥。若是被大小便污染过的被褥，则应先清除污物后再进行清洗。另外，应每天用清洁的湿布擦一次婴儿床。

十、婴儿餐具的清洁消毒

所有的喂奶用具在使用前都要消毒，即使是新的也不例外。如果奶瓶在24小时内没有使用，就必须重新消毒。消毒好的用具，应以夹子夹取。对奶瓶和奶嘴清洗和消毒前应洗净双手。

1.奶瓶和奶嘴的清洗

每次喂完奶以后，一定要将残余的奶液倒掉，及时清洗奶瓶，以免奶渍凝结在奶瓶上。可使用婴儿专用奶瓶刷清洗，特别要注意清洗瓶颈和螺旋处。

清洁奶嘴时不要使用清洁剂，应该把奶嘴翻过来，再用奶嘴刷清洗。如果有奶渍凝结在奶嘴上，可以用热水泡一会儿，等奶渍变软后再用奶嘴刷刷掉。奶嘴每天至少消毒1次。

2.玻璃奶瓶消毒窍门

玻璃奶瓶消毒窍门如图3-31所示。

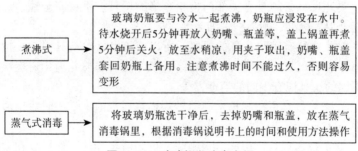

玻璃奶瓶要与冷水一起煮沸，奶瓶应浸没在水中。待水烧开后5分钟再放入奶嘴、瓶盖等，盖上锅盖再煮5分钟后关火，放至水稍凉，用夹子取出，奶嘴、瓶盖套回奶瓶上备用。注意煮沸时间不能过久，否则容易变形

蒸气式消毒　将玻璃奶瓶洗干净后，去掉奶嘴和瓶盖，放在蒸气消毒锅里，根据消毒锅说明书上的时间和使用方法操作

图 3-31　玻璃奶瓶消毒窍门

3.塑料奶瓶消毒窍门

塑料奶瓶消毒窍门如图3-32所示。

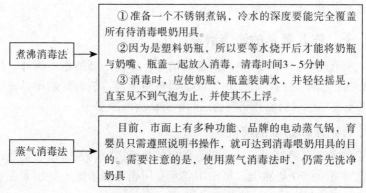

图 3-32 塑料奶瓶消毒窍门

4.婴儿碗筷的清洗与消毒

一般用自来水洗净后放到沸水（100℃）中煮15～20分钟，如雇主家有消毒柜，则放入消毒柜内消毒。

十一、婴儿玩具的清洁消毒

婴儿玩具必须是有关部门检验合格的玩具，不仅安全性达标而且符合卫生标准，不易携带细菌、病毒，易于清洗。

婴儿往往有啃咬玩具的习惯，所以应该经常给玩具消毒，特别是那些塑料玩具，更应天天消毒，否则可能引起婴儿消化道疾病。对不同的玩具应有不同的消毒方法。

①塑料玩具可用肥皂水、消毒片稀释后浸泡，半小时后用清水冲洗干净，再用清洁的布擦干净或晾干。

②布制的玩具可用肥皂水刷洗，再用清水冲洗，然后放在太阳光下暴晒。

③耐湿、耐热、不褪色的木制玩具，可用肥皂水浸泡再用清水冲净后晒干。

④铁制玩具在阳光下暴晒6小时可达到杀菌效果。

⊶◦ **专家提示** ◦⊷

　　由于婴儿爱将玩具放在口中，加之婴儿抵抗力差，所以不要给婴儿玩一些不易消毒的或带有绒毛的玩具。

十二、婴儿家具的清洁消毒

　　婴儿的手、口动作较多，自我控制能力差，所以在婴儿活动范围内的家具每天都需要进行清洁消毒。清洁时可用干净的湿布擦拭灰尘，或用国家有关部门检验合格的家具消毒剂进行消毒。

1.木质家具消毒的方法

　　木质家具消毒时可以运用图3-33所示方法。

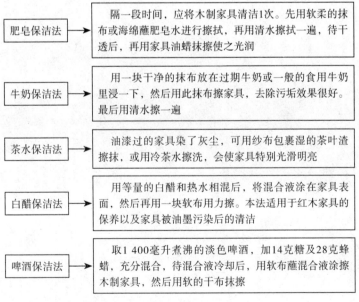

肥皂保洁法	隔一段时间，应将木制家具清洁1次。先用软柔的抹布或海绵蘸肥皂水进行擦拭，再用清水擦拭一遍，待干透后，再用家具油蜡抹擦使之光润
牛奶保洁法	用一块干净的抹布放在过期牛奶或一般的食用牛奶里浸一下，然后用此抹布擦家具，去除污垢效果很好。最后用清水擦一遍
茶水保洁法	油漆过的家具染了灰尘，可用纱布包裹湿的茶叶渣擦抹，或用冷茶水擦洗，会使家具特别光滑明亮
白醋保洁法	用等量的白醋和热水相混后，将混合液涂在家具表面，然后再用一块软布用力擦。本法适用于红木家具的保养以及家具被油墨污染后的清洁
啤酒保洁法	取1 400毫升煮沸的淡色啤酒，加14克糖及28克蜂蜡，充分混合，待混合液冷却后，用软布蘸混合液涂擦木制家具，然后用软的干布抹擦

图 3-33　木质家具消毒的方法

2.玻璃家具消毒法

日常清洁用湿毛巾或报纸擦拭即可。如遇污迹可用肥皂水或中性清洁剂清洁，忌用酸碱性较强的清洁剂清洁。

第四章　婴幼儿日常生活保健与护理

☞ 婴幼儿身高体重的测量

☞ 婴幼儿的预防接种

☞ 婴幼儿常见的疾病护理

☞ 婴幼儿铅中毒的预防

☞ 婴幼儿意外伤害的预防与处理

第一节 婴幼儿身高体重的测量

婴幼儿的日常生活保健与护理是育婴员工作的重要内容。育婴员应把握好婴幼儿的生长监测的护理知识，并要能熟练掌握相关方面的专业技能，才能够在工作时做到心中有数、有条有理。

一、婴幼儿体重的测量方法

1.生长曲线的描绘

婴儿的体重可描绘出生长曲线，通过曲线的走向可以看出婴幼儿的体重增长趋势。如果曲线方向线向上，表明婴幼儿营养状况良好；如果曲线方向线水平，表明育婴员要引起注意；如果曲线方向线向下，表明身体异常，要赶快查出原因。

2.婴幼儿标准体重

6个月内体重＝出生体重+月龄×600克

7～12个月体重＝出生体重+月龄×500克

2～7岁体重＝年龄×2+8（千克）

一般情况下，同龄的男孩要比女孩重一些，即使同一性别、同一年龄婴儿之间也会有差异，但体重只要在正常范围内即是正常。

3.测量体重的方法

测量婴幼儿体重的方法如图4-1所示。

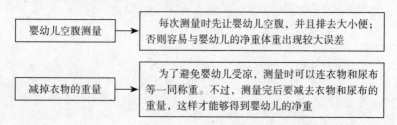

图 4-1 实际测量体重的方法

| 测量的时间、次数 | → | 在1岁以内的婴儿每个月测量一次体重。如果有条件,最好把每次的测量结果记录在婴幼儿生长发育曲线上 |

图4-1 实际测量体重的方法（续）

专家提示

不要简单地认为婴幼儿的体重低于平均值就是不正常,而是要连续进行体重测量。只要婴幼儿的体重按照一定的规律增长即属于正常。婴幼儿的体重增长还与季节有关。天气炎热时胃口较差,睡眠时间短,体重增长要慢一些;冬季婴幼儿食欲较好,睡眠时间长,体重增加会快一些。

二、婴幼儿身长的测量方法

身长也是反映婴幼儿生长发育速度的重要指标,很容易通过测量得到数据。

1.婴幼儿标准身长

①出生第1年。婴儿在出生后的第1年里长得最快。一般来说,有以下规律可遵循,见表4-1。

表4-1 婴儿出生后的第一年身长的增长规律

序号	婴儿大小	增 长 规 律
1	出生时	平均身长约50厘米
2	1~6个月内	每个月平均增长2.5厘米
3	7~12个月内	每个月平均长1.5厘米
4	1岁时	比出生时增长25厘米,大约是出生时的1.5倍

②出生第2年后。幼儿从出生后第2年开始,增长速度减慢,全

年仅仅增长10～12厘米。幼儿在7岁以内的身长可以按照以下公式计算：

2～7岁身长＝年龄×5＋75（厘米）。

2.测量身长的方法

测量婴幼儿身长的方法如图4-2所示。

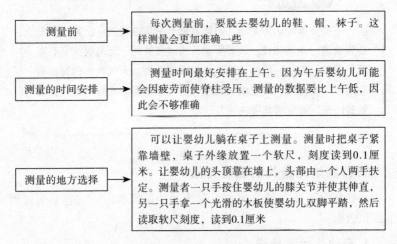

图 4-2 测量婴幼儿身长的方法

专家提示

婴幼儿身长的增长一般来讲春夏季节长得较快，秋冬季节增长的速度要慢一些。婴幼儿的头、躯干、下肢的比例，年龄越小，头部和上半身的比例越大，随着年龄增长，下半身的增长速度会快于上半身。导致婴幼儿身材矮小有多种原因，如遗传因素（父母身材不高）、营养不良，尤其是1～2岁内营养摄取不足，对身长影响较大等。

第二节　婴幼儿的预防接种

预防接种，对于一个婴幼儿来说至关重要。因为这关系到增强婴幼儿身体的免疫力、保障婴幼儿身体健康及预防婴幼儿遭遇传染性疾病的困扰。作为一名育婴员，应准确地按照《预防接种证》的相关内容，让婴幼儿及时接受预防接种。

一、婴幼儿的预防接种时间和内容

1.婴幼儿的预防接种时间

育婴员应按照《预防接种证》上规定的时间，及时带婴幼儿去指定地点接受接种。婴幼儿的预防接种规定见表4-2。

表4-2　婴幼儿的预防接种程序

序号	婴幼儿大小	接　种　内　容
1	出生	卡介苗，乙肝疫苗第1次
2	满1个月	乙肝疫苗第2次
3	满2个月	脊灰疫苗第1次
4	满3个月	脊灰疫苗第2次、百白破疫苗第1次
5	满4个月	脊灰疫苗第3次、百白破疫苗第2次
6	满5个月	百白破疫苗第3次
7	满6个月	乙肝疫苗第3次；A群流脑疫苗间隔3个月
8	满8个月	乙脑减毒活疫苗、麻风（麻疹）疫苗
9	满8个月	A群流脑疫苗、甲肝减毒活疫苗
10	满8~24个月	百白破疫苗、麻腮风（麻腮、麻疹）疫苗
11	2周岁	乙脑减毒活疫苗
12	3周岁	A+C群流脑疫苗

续表 4-2

序号	婴幼儿大小	接 种 内 容
13	4周岁	脊灰疫苗
14	6周岁	白破疫苗、A+C群流脑疫苗

2.婴幼儿预防接种的间隔时间

婴幼儿预防接种的时间间隔如图4-3所示。

间隔一　接受种痘、麻疹疫苗等之后

接受种痘、小儿麻痹疫苗、麻疹疫苗，最少须间隔一个月。麻疹疫苗之后之所以须间隔一个月，是因为结核菌素反应尚未完全出现，必须观察其反应

间隔二　接种BCG（卡介苗）之后

婴幼儿在接种BCG（卡介苗）之后，如果皮肤状况欠佳的话，应避免种痘

间隔三　接种白百破等灭活菌疫苗之后

婴幼儿在接种白百破、乙型脑炎、流行感冒等灭活菌疫苗之后，不论是活菌疫苗或灭活菌疫苗，皆须间隔一周。具体情况应在离开医务室之前，问清楚医生下次预防接种的时间

图 4-3　婴幼儿预防接种的时间间隔

二、婴幼儿接种的注意事项

1.接种前的注意事项

育婴员带婴幼儿接种前，应注意以下事项。

①仔细阅读注意事项。

②从 2～3 天前检查婴幼儿健康状况。

③接种前尽量避免婴幼儿外出。给婴幼儿洗澡保持清洁。

④量婴幼儿体温。

⑤不要忘记带婴幼儿的《预防接种证》，顺便也带着婴幼儿喜欢的玩具和毛巾。

⑥让婴幼儿穿宽松的衣服。

2.接种后的注意事项

尽管计划预防接种用的疫苗的质量都比较好，安全可靠，但由于种种原因，总会有个别婴幼儿发生严重的接种反应。因此，为预防万一，在预防接种后，育婴员应注意的事项，如图4-4所示。

事项一　原地观察婴幼儿的反应

接种疫苗后，婴幼儿不要立即离开注射地点，观察一段时间后，再回家。这样做，便于医生及时处理迟发的过敏反应

事项二　婴幼儿的休息和饮食

要注意适当休息，不要让婴幼儿做剧烈的运动；不要让婴幼儿吃有刺激性的食物

事项三　保持婴幼儿的清洁卫生

婴幼儿接种部位要保持皮肤清洁卫生，衬衣要勤换、勤洗，但暂时不要给婴幼儿洗澡；不要让婴幼儿用手搔抓接种的部位，以免加重反应，引起局部感染

事项四　婴幼儿的异常反应强烈

当婴幼儿反应强烈或出现异常反应，如注射局部反应加重，发生感染、化脓现象；高烧持续不退；皮疹有增无减；精神萎靡不振，甚至出现惊厥时，要考虑是预防接种的非正常反应，要立即到医院诊治

事项五　预防接种的记录

在婴幼儿的《预防接种证》上做预防接种的记录。一般情况下，医生会帮你填写

图 4-4　接种后的注意事项

三、婴幼儿不适合接种的情况

育婴员在带婴幼儿去医院接种之前，一定要弄清楚婴幼儿是否有以下症状。如果有的话，就要谨慎对待。婴幼儿不适合接种的情况如图4-5所示。

情况一　感冒

　　若接种当天体温比正常体温高2～3℃，虽然有点咳嗽、流鼻水等感冒症状，但是情绪很好。遇到这种情形时要如实地告诉医生，请他判断是否适合接种

情况二　慢性疾病

　　婴幼儿患有心脏疾病、神经疾病、过敏疾病，比较容易出现副作用，所以避免集体接种；可与医生商量后个别接种。预防接种时，若能先设法预防副作用的话，即无多大妨碍

情况三　过敏

　　除了过敏体质较严重的婴幼儿外，原则上多数的婴幼儿都能接受预防接种。过敏儿的身体状况曾随着季节有很大的变化，因此要把握婴幼儿身体状况良好的时机去接种，最好个别接种

情况四　抽搐、惊厥

　　预防接种中最应注意的是有惊厥病史的婴幼儿。若在一年以内曾经有过上述症状的婴幼儿，在原因不明前，同年不要接受预防接种。原因弄清楚清楚后，接种时也要和医生商量，要有慎重的对策后进行个别接种

情况五　急性疾病

　　若患有急性疾病时，则应等完全治好，并于一个月后再接受预防接种。腹泻时要停止接种小儿麻痹疫苗

情况六　出现湿疹时

　　避免种痘及BCG（卡介苗）。湿疹处如果附着种痘的病毒或BCG菌的话，会形成严重的皮肤病

图 4-5　婴幼儿不适合接种的情况

情况七 > 患过麻疹、水痘、腮腺炎

> 停止活菌疫苗的接种。此外，接种灭活菌疫苗后要使用活菌疫苗时，或是一周内接种活菌疫苗后要使用灭活菌疫苗时，须间隔4～5周（因为活菌疫苗的副反应有1～3周的潜伏期，然后才会发病）。使用两种灭活菌疫苗接种时，前后须间隔一周

情况八 > 未成熟儿、难产的婴幼儿

> 发育迟缓、身体虚弱的婴儿，必须延期接种。不过须与医生商讨后再做决定

图 4-5 婴幼儿不适合接种的情况（续）

第三节 婴幼儿常见的疾病护理

作为一名育婴员，应该知道婴幼儿常见的疾病护理常识，才能保障生病的婴幼儿避免因照顾不周而使病情更加严重，才能使没有生病的婴幼儿得到适时的预防。而要做到这些，育婴员应该熟练掌握这方面的种种技能。

一、婴幼儿喂药方法

1.新生儿的喂药方法

①喂药的时间掌握。在喂奶前1小时左右给药比较合适。

②喂药的具体方法。把药水倒入奶瓶，让婴儿像吸奶一样服药，必要时用滴管慢慢滴入，待吞咽后再滴第二滴。给新生儿喂药前，也可先喂几口奶，再喂点药。反复这样做，直至将药喂完，然后将婴儿竖起轻拍背部，以防反胃呕吐。

> **专家提示**
>
> 喂药之前不应喂饱奶，以免婴儿拒绝服药。也不可将药和乳汁混在一起喂，因为两者混合后可能出现凝结现象，或者降低药物疗效。

2.婴幼儿的喂药方法

①通用的喂药方法。可先将婴幼儿抱起，半卧于喂药者身上，头部抬高，颈部垫以纱布或手帕，然后再喂药。也可以把丸、片剂研成粉状，用糖水调成稀糊状，再把婴幼儿抱在怀里，使其呈半仰卧状，左手扶持婴幼儿头部，右手持食匙取药慢慢喂下。特别注意应待婴幼儿将药吞咽后，再继续喂。

服药后应将婴幼儿抱起轻轻拍击背部，使胃内空气排出。

②1岁以内的婴幼儿的喂药方法。1岁以内的婴幼儿，可以加些糖水，放在奶瓶里喂服。也可用左手的拇指、食指固定牙关两边，使婴幼儿半张开口，再用小汤匙压住舌头，慢慢喂入。

③已经懂事的幼儿的喂养方法。对已经稍微懂事的幼儿，可采取诱导、说服的方法。应讲明道理，对幼儿加以鼓励，让幼儿自己服药。

> **专家提示**
>
> 给婴幼儿喂药要有耐心，切莫恐吓婴幼儿，或捏婴幼儿的鼻子灌药。如果是片剂、丸剂，可研成细末状，让婴幼儿调服。散剂可调入米汤或沸水，但不要用乳汁冲服。因为乳汁里的蛋白质会与中药里的许多成分发生化学反应，影响治疗效果。

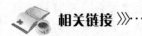 **相关链接** 》》》 ·······························

家用急救箱的准备

1.家用急救箱的物品

家用急救箱一般装有家庭常用药品和应急用品。如酒精棉、手套、口罩、清毒纱布、三角巾、胶布、圆头剪刀、钳子、棉花棒、生理盐水、绷带、安全扣针、创可贴、手电筒、哨子以及急救指南等。

2.家用急救箱的作用

家用急救箱的作用如下表所示。

家用急救箱的作用

序号	种类	作用	序号	种类	作用
1	酒精棉	用来给双手和急救工具消毒	8	棉花棒	用来清洗面积小的出血伤口
2	手套、口罩	可以防止施救者被感染	9	9%的生理盐水	用来清洗伤口
3	消毒纱布	用来覆盖伤口	10	绷带	绷带具有弹性，用来包扎伤口，不妨碍血液循环
4	三角巾	可承托受伤的上肢、固定敷料或骨折处等	11	安全扣针	固定三角巾或绷带
5	胶布	固定纱布或绷带	12	创可贴	覆盖小伤口
6	圆头剪刀	圆头剪刀比较安全，可用来剪开胶布或绷带，必要时，也可用来剪开衣物	13	手电筒	在漆黑环境下施救时，可用它照明，也可为晕倒的人做瞳孔反应
7	钳子	钳子可代替双手持敷料，或者夹去伤口上的污物等	14	哨子	遇到紧急情况时可以呼救

3.急救箱的维护次数

急救箱如果长期不用，里面的药品很可能会过期、失效甚至转变为有毒物质。因此，至少每隔三个月检查一次急救箱，及时补充用完的物品和药品，更换过期或即将过期的药品。如果发现药品的性状发生了改变，例如受潮、变色等，也要及时处理。最好使用可以密封的急救箱，可以防潮防污。

二、婴幼儿体温测量

1.婴幼儿体温

婴幼儿身体发育尚未完善，对外界致病因素抵抗力差、自我调节机制不完全，各种感染、喂养不当、环境温度过高或过低等，均会引起发热。如不及时发现治疗，有时可引起抽风，导致大脑缺氧，影响神经系统发育，甚至威胁生命。婴幼儿发烧是常见的症状，因此应准备好体温表，并做到正确测量。

2.婴幼儿体温测量方法

家庭常用体温表有肛门表、腋表。为婴幼儿量体温的方法，如图4-6所示。肛门表头部较粗短，腋表呈扁平鸭嘴形。这两种体温表应根据婴幼儿的年龄特点选用。

> **方法一** > 肛门表使用方法
>
> 如果婴幼儿不合作，一般使用用肛门表。将婴幼儿侧身抱坐在你的一条腿上，用两大腿夹住婴幼儿的两下肢；暴露肛门，将肛表水银头涂上液状石蜡或肥皂，保持润滑，防止损伤直肠黏膜；然后，将肛表轻轻插入肛门2/3（不要全部插入），手扶着肛表持续3～5分钟

> **方法二** > 腋表测量方法
>
> 将体温表水银头放于腋窝深处，夹紧婴幼儿的上臂，测量5分钟。如家里有消化道传染病，或是借用的体温表，就要当心，改用腋下法

图 4-6　婴幼儿体温测量方法

专家提示

正常婴幼儿的体温，腋下或颈部为 36℃~37℃，口腔内 36.5℃~37.2℃，肛门内 36.5℃~37.5℃。婴幼儿的体温是下午高于上午，活动、饱餐后可有短时间轻度升高。这是正常的生理变化，不要误认为是生了病。

3.婴幼儿体温测量注意事项

① 量体温前。不管采用哪种方法测量，首先要检查体温表的水银柱是否在36℃刻度线以下。将体温表拿起，放置到两眼水平前方，使不透明的水银柱正对双眼读出刻度。如在36℃以上，应用手腕力甩动使其下降。

② 量体温后。体温表使用后应用冷水冲洗干净，再用75%酒精擦拭，晾干后保存。体温表最高测量度为42℃，不要用超过此温度的开水消毒；否则可引起爆裂。

三、婴幼儿便秘的护理

1.婴幼儿便秘的表现

婴幼儿便秘的表现是：排便的次数少，有的婴幼儿3~4天才排1次大便；粪便坚硬，排便困难；排便时疼痛或不适，婴幼儿哭闹。

2.婴幼儿便秘的原因

一般来说，婴幼儿便秘有如图4-7所示的几种原因。

原因一 ▷ 牛奶喂养

用牛奶喂养的婴幼儿容易出现便秘。这是由于牛乳中的酪蛋白含量多，可使大便干燥

图 4-7　婴幼儿便秘的原因

原因二 ▷ 食物吸收不足或食物过精

> 由于婴幼儿的食物吸收量不足或食物过精，含纤维素少，造成消化后残渣少，粪便减少，不能对肠道形成足够的排便刺激。以致粪便在肠管内停留时间过久，形成便秘

原因三 ▷ 婴幼儿的生理习惯

> 有的婴幼儿没有养成定时排便的习惯，也可以发生便秘

原因四 ▷ 婴幼儿有疾病

> 婴幼儿得了某些疾病，如肛门狭窄、肛裂、先天巨结肠、发烧等，都可以发生便秘

图 4-7 婴幼儿便秘的原因（续）

3.婴幼儿便秘的预防方法

无任何疾病症状的便秘，不必过于担心。婴幼儿的便秘要以预防为主，从饮食和生活习惯上加以注意。

①饮食预防。如果是牛奶喂养的婴幼儿，可在牛奶中加入适量的糖（5%~8%的蔗糖）可以软化大便。注意给婴幼儿多吃些新鲜果汁、蔬菜汁、菜泥。婴幼儿吃东西不宜过精，要吃一些含纤维素较多的食物，像白菜泥、玉米糊、莴苣泥等，便于形成大便。

②训练婴幼儿定时排便。要注意训练婴幼儿定时排便的良好习惯。如果养成了这种习惯，即使粪便不多，时间因素作为一种刺激，也会让婴幼儿产生排便意识。

4.婴幼儿便秘的处理方法

如果婴幼儿已经两天没有大便，而且哭闹、烦躁，可以用开塞露塞入婴幼儿肛门后，将药水挤入肛门，取出塑料管后，轻轻捏住肛门口。以免药物在没有发挥作用前，由于直肠内压力过高，将开塞露药液喷出。这种办法通便效果好，但不要常用。

四、婴幼儿佝偻病的生活护理

1.佝偻病婴幼儿的表现

佝偻病早期可出现神经精神症状，如易受惊、爱哭闹、睡眠不安、多汗等，也可有枕秃（头后部有一圈没有头发）、呼吸道感染、贫血等表现。

2.佝偻病婴幼儿的严重后果

佝偻病患儿如不及时治疗，可引起骨骼及肌肉病变。如乒乓球样颅骨软化、囟门大、颅缝增宽、出牙迟、牙釉质发育不良等。患儿学步后，还可能出现O形腿、X形腿。佝偻病还影响婴幼儿的记忆力和理解力等。

3.婴幼儿佝偻病的预防方法。

婴幼儿佝偻病的预防方法如图4-8所示。

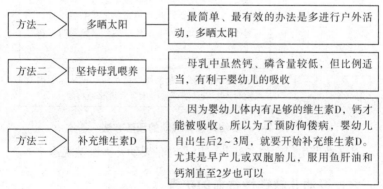

方法一	多晒太阳	最简单、最有效的办法是多进行户外活动，多晒太阳
方法二	坚持母乳喂养	母乳中虽然钙、磷含量较低，但比例适当，有利于婴幼儿的吸收
方法三	补充维生素D	因为婴幼儿体内有足够的维生素D，钙才能被吸收。所以为了预防佝偻病，婴幼儿自出生后2～3周，就要开始补充维生素D。尤其是早产儿或双胞胎儿，服用鱼肝油和钙剂直至2岁也可以

图4-8　婴幼儿佝偻病的预防方法

当婴幼儿出现多汗、睡眠不安、枕秃时，就要及早去医院就诊，不要等到出现骨骼变化才引起重视。

五、婴幼儿感冒气喘护理

1.婴幼儿感冒气喘的表现

一般在感冒流涕、发热后的一两天，有些婴幼儿会开始咳嗽，伴随着咳嗽的逐渐增加出现气喘的现象。婴幼儿呼气延长、呼吸急促，每分钟达50次以上，甚至还会憋气。此时可以明显地感觉到婴幼儿的呼吸道阻塞，咳嗽、气喘时口唇青紫。

2.婴幼儿感冒气喘的预防方法

婴幼儿感冒气喘可以采用如图4-9所示的预防方法。

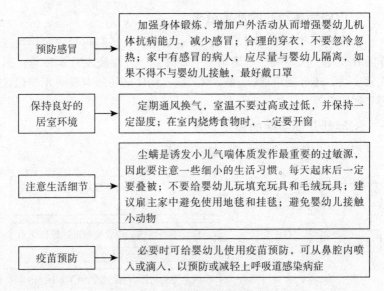

预防感冒	加强身体锻炼、增加户外活动从而增强婴幼儿机体抗病能力，减少感冒；合理的穿衣，不要忽冷忽热；家中有感冒的病人，应尽量与婴幼儿隔离，如果不得不与婴幼儿接触，最好戴口罩
保持良好的居室环境	定期通风换气，室温不要过高或过低，并保持一定湿度；在室内烧烤食物时，一定要开窗
注意生活细节	尘螨是诱发小儿气喘体质发作最重要的过敏源，因此要注意一些细小的生活习惯。每天起床后一定要叠被；不要给婴幼儿玩填充玩具和毛绒玩具；建议雇主家中避免使用地毯和挂毯；避免婴幼儿接触小动物
疫苗预防	必要时可给婴幼儿使用疫苗预防，可从鼻腔内喷入或滴入，以预防或减轻上呼吸道感染病症

图4-9　婴幼儿感冒气喘的预防方法

对已经发生气喘的婴幼儿，应及时带婴幼儿去医院就诊。

六、婴幼儿缺铁性贫血的护理

1.婴幼儿缺铁性贫血的表现

婴幼儿从出生到1周岁是生长发育最旺盛的时期。其中血容量增长很快，铁元素是人体血红蛋白和肌红蛋白的重要原料。铁吸收不足，就会发生缺铁性贫血而影响氧气的运输，影响生长发育。婴幼儿多在6个月~2岁时发生缺铁性贫血。

2.婴幼儿缺铁性贫血的预防方法

婴幼儿生长快，要及时添加含铁丰富的辅食，如蛋黄、动物肝、瘦肉及绿叶菜等。还可以采用经卫生部门认可的铁强化食品。另外，要定期去医院检查婴幼儿的血色素。如果婴幼儿发生缺铁性贫血，应在医生指导下坚持采用药物治疗。

专家提示

婴儿从母体获得的储存在肝脏中的铁，只能满足 4 个月内生长发育的需要。而 4 ~ 6 个月的婴儿，每天需补充 10 ~ 20 毫克铁，才能满足需要。无论人乳或牛乳中所含的铁，都不能达到这个要求。因此添加铁丰富的辅食十分必要。

七、婴幼儿反复性呼吸道感染的护理

1.婴幼儿反复性呼吸道感染的表现

反复性的呼吸道感染最重要的特征是：婴幼儿经常感冒，几乎每月一次；感冒后又特别不容易好，拖延良久。

2.婴幼儿反复性呼吸道感染的预防方法

生活中不要总是担心婴幼儿冷，而给其穿上厚厚的衣服，捂得过分严实。同样，也不必气温稍有变化，立刻增减衣服。

婴幼儿反复性呼吸道感染的原因可能有多种，应对症下药，可以在医生的建议下做全面的检查，按医生的指导进行治疗。这才是比较好的方法。

八、婴幼儿惊厥的护理

1.婴幼儿惊厥的表现

有些婴儿会在6个月前后发生惊厥（俗称抽风），一日发作多次，每次只持续几秒钟至几分钟；有时发作不是全身惊厥，只是眼肌、面肌或手指足趾的细微颤动；不发作时精神和饮食如常，也不发烧。

还有一种惊厥多发生在6个月～3岁，一般多发生在感冒初起突然高热时。因此对发烧好几天才出现的惊厥，应多考虑其他病因，比如流脑、中毒性脑病等。

╭─────── **专家提示** ───────╮

　　6个多月婴儿惊厥，最常见的原因是维生素D缺乏性手足搐搦症。此症在婴儿时期发病，其中3～6个月发病的比例几乎占了三分之二。因为婴幼儿处于生长发育最快的阶段，相对需要的钙质较多。如果饮食中缺钙，而维生素D的缺乏致使钙吸收得少，就很容易因低钙惊厥。

╰─────────────────────────╯

2.婴幼儿惊厥的处理方法

婴幼儿如果出现手足搐搦症，要尽快去医院诊治。适量补充钙质和维生素D，便会很快治愈，不留后遗症。

婴幼儿出现惊厥在准备送医院的同时，育婴员首先要保持镇静，切勿惊慌失措，应进行家庭急救，方法如图4-10所示。

第一步	应迅速将婴幼儿抱到床上，使之平卧，解开衣扣、衣领、裤带，采用物理方法降温
第二步	用手指甲掐婴幼儿人中穴（人中穴位于鼻唇沟上1/3与下2/3交界处），将婴幼儿头偏向一侧，以免痰液吸入气管引起窒息，用裹布的筷子或小木片塞在婴幼儿的上下牙之间，以免咬伤舌头，保障通气

图 4-10   婴幼儿惊厥的急救处理方法

○—●专家提示●—○

婴幼儿抽风时，不能喂水、进食，以免误入气管发生窒息或引起肺炎。家庭处理的同时，最好先就近求治。因为在注射镇静及退烧针后，一般抽风就能停止。切忌长途奔跑去大医院，使抽风不能在短期内控制住。这样会引起婴幼儿脑缺氧，造成脑水肿甚至脑损害，最终影响婴幼儿智力，个别患儿甚至死亡。婴幼儿止抽后，应及时去医院就诊，以便明确诊断，避免延误治疗。

九、婴幼儿盗汗的护理

1.婴幼儿盗汗的表现

婴幼儿出汗是正常的，尤其是婴幼儿由于新陈代谢旺盛，加上活泼好动，有的婴幼儿即使晚上上床后也不得安宁，所以入睡后头部也可出汗。此种情况就属于生理性多汗。生理性多汗是指婴幼儿发育良好、身体健康，无任何疾病引起的睡眠中出汗。而一些病理性出汗是在小儿安静状态下出现的。

①佝偻病的出汗表现。如佝偻病的出汗，表现为入睡后的前半夜，婴幼儿头部明显出汗。由于枕部受汗液刺激，婴幼儿经常在睡觉时不时转头并与枕头摩擦，结果造成枕部头发稀疏、脱落，形成典型的枕部环状脱发，医学上称之为"枕秃"。这是婴幼儿佝偻病的早期表现。

②结核病的出汗表现。假如婴幼儿不仅前半夜出汗，后半夜及天亮前也出汗，多数是有病的表现，最常见者是结核病。结核病还有其他表现，如低热、疲乏无力、食欲减退、面颊潮红等。结核病的病儿白天活动时易出汗称为虚汗，夜间的出汗称为盗汗。

③其他病的出汗表现。婴幼儿患有心脏病、糖尿病（低血糖时），或在睡眠时呼吸不顺畅，因身体内在的压力（病变）促使交感神经始终处在紧张状态，也会出现"夜睡盗汗"或是"手脚出冷汗"的现象。此种情况是长期的症状。

2.婴幼儿盗汗的处理方法

对婴幼儿睡眠中的出汗，应仔细区别，必要时带婴幼儿去医院检查，发现异常及时治疗。

十、婴幼儿外耳道疖肿的护理

1.婴幼儿外耳道疖肿的表现

人的外耳道有丰富的毛囊和腺体，如果外耳道皮肤受到损伤，就容易引起感染，感染后也容易发生疖肿。外耳道疖肿十分疼痛，婴幼儿常出现剧烈哭闹、不肯喝奶、睡眠不沉、易惊哭等症状。

2.婴幼儿外耳道疖肿的预防方法

为了预防婴幼儿发生外耳道疖肿，要保持婴幼儿外耳道的清洁，禁止用发卡、火柴棍等给婴幼儿掏"耳屎"。洗脸洗头时，可用消毒棉球塞入耳道口，防止水进入耳内。如果有水进入婴幼儿耳内，可用消毒棉轻轻地卷入耳内沾擦。

3.婴幼儿外耳道疖肿的处理方法

如果婴幼儿的耳道发生了感染或有湿疹时，一定要带婴幼儿去医院检查，在医生的指导下进行治疗。

十一、婴幼儿脑瘫的护理

1.婴幼儿脑瘫的表现

运动功能障碍和姿势异常是婴幼儿脑瘫的主要表现，也是诊断婴幼儿脑瘫的主要依据。

癫痫、痉挛型的患儿容易出现脑瘫，其发生率为14%左右。婴幼儿经常发作癫痫、痉挛不仅影响智力、学习能力，而且会使脑损伤加重。其情绪、行为和精神发育障碍，表现为胆小、退缩、自卑、低能等。

◦专家提示◦

在患儿中约 5% 的患儿完全失聪，并导致语言发育障碍；约 30% ~ 70% 会出现语言障碍。由于患儿口腔、咽喉的运动功能障碍，导致语言发育落后，人格缺陷等；约 55% ~ 60% 的脑瘫儿合并视觉障碍，如斜视、弱视、偏盲、手眼脑不协调、空间视觉、立体感觉、实体感觉等；约 50% 脑瘫儿存在低智，其中 25% 患儿智商低于 50。

2. 婴幼儿脑瘫的处理方法

婴幼儿发生脑瘫的原因较多，影响严重。关键在于及早发现，及早干预。如果婴幼儿已发生脑瘫，要注意摆正心态，积极治疗；同时，在生活中、心理上、安全上，给予婴幼儿更多的关爱。

第四节 婴幼儿铅中毒的预防

婴幼儿在日常生活中，偶尔会出现铅中毒的情况。什么是铅中毒，铅中毒的表现有哪些，如何预防婴幼儿的铅中毒，育婴员要认识到这些，并能在工作中熟练运用。通过这一个章节的学习，相信你的心中一定会有清晰的思路了。

一、婴幼儿铅中毒的表现

婴幼儿轻度和早期铅中毒，一般表现为挑食、厌食、偏食、不明原因腹痛、免疫力低下、易感冒、发烧、多动、注意力不集中、容易生气、便秘、生长迟缓等。

二、婴幼儿排泄铅的方法

1. 食物排泄铅

铅及其化合物对人体各组织均有毒性，婴幼儿进行食物排泄铅，一般有如图4-11所示的几种方法。

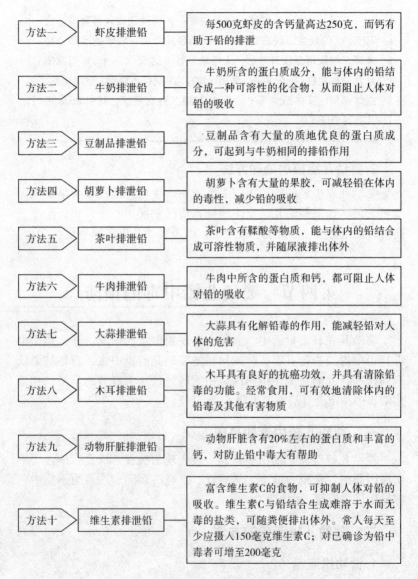

方法一	虾皮排泄铅	每500克虾皮的含钙量高达250克，而钙有助于铅的排泄
方法二	牛奶排泄铅	牛奶所含的蛋白质成分，能与体内的铅结合成一种可溶性的化合物，从而阻止人体对铅的吸收
方法三	豆制品排泄铅	豆制品含有大量的质地优良的蛋白质成分，可起到与牛奶相同的排铅作用
方法四	胡萝卜排泄铅	胡萝卜含有大量的果胶，可减轻铅在体内的毒性，减少铅的吸收
方法五	茶叶排泄铅	茶叶含有鞣酸等物质，能与体内的铅结合成可溶性物质，并随尿液排出体外
方法六	牛肉排泄铅	牛肉中所含的蛋白质和钙，都可阻止人体对铅的吸收
方法七	大蒜排泄铅	大蒜具有化解铅毒的作用，能减轻铅对人体的危害
方法八	木耳排泄铅	木耳具有良好的抗癌功效，并具有清除铅毒的功能。经常食用，可有效地清除体内的铅毒及其他有害物质
方法九	动物肝脏排泄铅	动物肝脏含有20%左右的蛋白质和丰富的钙，对防止铅中毒大有帮助
方法十	维生素排泄铅	富含维生素C的食物，可抑制人体对铅的吸收。维生素C与铅结合生成难溶于水而无毒的盐类，可随粪便排出体外。常人每天至少应摄入150毫克维生素C；对已确诊为铅中毒者可增至200毫克

图 4-11　婴幼儿食物排泄铅的常用方法

2.婴幼儿铅中毒的处理方法

如果婴幼儿出现不明原因的哭闹、拍头、腹泻、贫血，或通过末梢血查出铅中毒，一定要去专业门诊就诊。不要自己乱用药，以防出现意外。

三、预防铅中毒的方法

如果婴幼儿体内含铅高，最重要的办法是隔断铅的来源。主要的预防方法如图4-12所示。

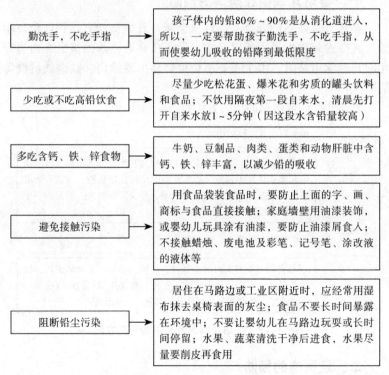

勤洗手，不吃手指	孩子体内的铅80%～90%是从消化道进入，所以，一定要帮助孩子勤洗手，不吃手指，从而使婴幼儿吸收的铅降到最低限度
少吃或不吃高铅饮食	尽量少吃松花蛋、爆米花和劣质的罐头饮料和食品；不饮用隔夜第一段自来水，清晨先打开自来水放1～5分钟（因这段水含铅量较高）
多吃含钙、铁、锌食物	牛奶、豆制品、肉类、蛋类和动物肝脏中含钙、铁、锌丰富，以减少铅的吸收
避免接触污染	用食品袋装食品时，要防止上面的字、画、商标与食品直接接触；家庭墙壁用油漆装饰，或婴幼儿玩具涂有油漆，要防止油漆屑食入；不接触蜡烛、废电池及彩笔、记号笔、涂改液的液体等
阻断铅尘污染	居住在马路边或工业区附近时，应经常用湿布抹去桌椅表面的灰尘；食品不要长时间暴露在环境中；不要让婴幼儿在马路边玩耍或长时间停留；水果、蔬菜清洗干净后进食，水果尽量要削皮再食用

图 4-12 预防婴幼儿铅中毒的方法

第五节 婴幼儿意外伤害的预防与处理

因为婴幼儿的大脑里面还没有危险的定义，还不知道什么是危险，更加不知道该如何去预防危险事情的发生。因此，作为育婴员工作十分重要。你的一丁点不注意，都有可能会造成婴幼儿的意外受伤。

一、婴幼儿跌倒或坠落的预防

婴儿具有强烈的好奇心，自从会爬行开始，就喜欢到处爬高爬低，去探索新的世界。所以经常会发生从高处坠落的情形。而当婴儿刚开始学走路时，由于重心不稳也容易出现撞伤、跌倒或滑倒等情形。

婴幼儿跌倒或坠落的预防方法如图4-13所示。

方法一	预防婴幼儿跌倒撞伤的方法

可在家具的棱角（如桌角）处加装软垫，或者用厚布将棱角包起来；地板不打蜡，如果家中的地板比较光滑，应加装防滑地垫；浴室的地板应该保持干燥，并加装防滑垫，或在浴室中放置防滑拖鞋

方法二	预防婴幼儿坠落撞伤的方法

婴儿四五个月大时就会翻身，应该在婴儿床上加装护栏，以避免婴儿不小心从床上跌落。此外，婴儿床围栏的间隔必须小于10厘米，否则容易出现婴儿头部被卡住的情形

图 4-13 婴幼儿跌倒或坠落的预防方法

二、烧烫伤的预防

烧烫伤是婴幼儿最容易发生、也是最容易被忽视的意外伤害。在家中除了避免让婴幼儿接触到火源、电源，就连热水、热的食物也都必须特别注意。婴幼儿预防烧烫伤的方法如图4-14所示。

方法一　预防婴幼儿热水烫伤

　　应该避免让婴幼儿随意到厨房或浴室玩耍。放洗澡水时应先放冷水再放热水，更不要将婴幼儿单独留在浴室中

方法二　预防婴幼儿触碰热食物烫伤

　　餐桌上不要铺桌布，以免婴幼儿不小心拉扯而将餐桌上的热食打翻，发生烫伤

方法三　预防婴幼儿接触电源烫伤

　　热水瓶、电暖气片、电熨斗、电磁炉、微波炉等物品，应放置在婴幼儿无法拿到或碰到的地方。比如放在高处或靠桌子内侧的地方，以免发生烫伤。在插座上加装保护盖，以避免婴幼儿将手放到插座中玩

图 4-14　婴幼儿烧烫伤的预防方法

三、窒息的预防

　　造成婴幼儿在家中发生窒息的原因大约可分为4种：溺水、被困在密闭空间、被绳子缠绕而无法顺利呼吸、不小心吞入异物。当发现婴幼儿突然不说话、脸色发青时，要特别注意婴幼儿是否吞入异物，发生窒息。

　　预防婴幼儿窒息的方法如图4-15所示。

方法一　预防婴幼儿溺水窒息

　　洗完澡后，应立刻将澡盆或浴缸的水全部放掉；不要让婴幼儿接近大型的、装有水的容器，比如浴缸或水桶

方法二　预防婴幼儿绳子缠绕窒息

　　婴幼儿床旁边所放置的玩具，如果有绳子，其长度不能超过15厘米；窗帘的绳子应该捆好置于高处，以避免婴幼儿拉着绳子玩；不要将有绳子的奶嘴套在婴幼儿身上，以避免婴幼儿在睡觉时因为翻转而不小心被绳子缠绕住脖子

图 4-15　预防婴幼儿窒息的方法

方法三 > 预防婴幼儿密闭空间窒息

衣橱可加装安全门锁，以避免婴幼儿被困在衣橱的密闭空间中；尽量将塑料袋放在高处或婴幼儿拿不到的地方；选用透气的枕头、被单、床单，避免婴幼儿在睡觉时不小心被闷住

方法四 > 预防婴幼儿吞入异物窒息

小型的玩具或物品（如弹珠、玩具零件）应放在婴幼儿拿不到的地方，以避免婴幼儿不小心误食而造成窒息；年龄较大的幼儿在吃有核的食物时要特别注意，以避免不小心被呛住而无法呼吸

图 4-15　预防婴幼儿窒息的方法（续）

四、中毒的预防

婴幼儿还没有辨识有毒物品的能力，如果家中的药物、沐浴产品、杀虫剂、清洁剂等用品没有妥善收藏，婴儿误食的话，就可能发生中毒。预防婴幼儿中毒的方法如图4-16所示。

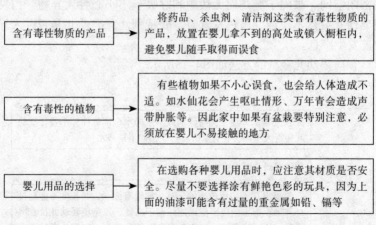

含有毒性物质的产品 → 将药品、杀虫剂、清洁剂这类含有毒性物质的产品，放置在婴儿拿不到的高处或锁入橱柜内，避免婴儿随手取得而误食

含有毒性的植物 → 有些植物如果不小心误食，也会给人体造成不适。如水仙花会产生呕吐情形、万年青会造成声带肿胀等。因此家中如果有盆栽要特别注意，必须放在婴儿不易接触的地方

婴儿用品的选择 → 在选购各种婴儿用品时，应注意其材质是否安全。尽量不要选择涂有鲜艳色彩的玩具，因为上面的油漆可能含有过量的重金属如铅、镉等

图 4-16　预防婴幼儿中毒的方法

五、婴幼儿皮表擦伤的处理方法

1.伤口很浅时

如果婴幼儿皮表擦伤的伤口很浅时，可用生理盐水或冷开水洗净伤口后，涂上0.2%安尔碘（皮肤消毒剂，可直接涂用），不需要用酒精脱碘或过氧化氢消毒伤口，也可以用"好得快"喷雾剂喷伤口。同时，不必包扎，要暴露伤口使之干燥，避免沾水，几天后就可愈合。

2.伤口较深时

如果伤口较深并内嵌有沙石等异物时，应先用消毒过的针头将异物挑出，然后用生理盐水或冷开水洗净伤口，再涂上0.2%安尔碘、碘伏或过氧化氢消毒，并用消毒纱布包扎就可以了。

> **◆专家提示◆**
>
> 　　单纯的皮肤擦伤在第二天就不会感到疼痛，如果第二天受伤部位仍感到疼痛，除擦伤外，还可能有组织损伤、血肿、骨折等，应去医院诊治；擦伤的伤口不适宜用创可贴，而应该清洗、消炎，让伤口自然暴露在空气中，以待愈合。因为擦伤皮肤的创面比普通伤口大，再加上普通创可贴的吸水性和透气性不好，使用后反而有助于细菌的生长繁殖，引起伤口发炎，甚至导致溃疡。

六、婴幼儿出血的处理

1.婴儿肚脐出血的处理方法

①婴儿肚脐出血的原因。如果脐带结扎、切断、脱落后，婴儿的脐残端血管会自动闭塞。但如果婴儿经常哭闹，腹压持续增高，这些血管就有不完全开放和少量出血的可能，在婴儿的衣服上可见到少量的血迹。

②婴儿肚脐出血的处理方法。此时只要用75%的乙醇（医用酒精）擦去脐部血迹，再盖上消毒纱布，并用绷带包扎脐部就可。一般几天后就可痊愈，不必使用止血药。但应注意保持局部的清洁卫生，以防细菌感染。

2.流鼻血的紧急处置方法

①紧急处置方法。如果遇到婴幼儿鼻出血，要让其立即低下头，马上用拇指和食指持续压住婴幼儿两侧的鼻翼，压向鼻中隔部位。在压迫鼻翼止血的同时，可以在婴幼儿的前额部敷一块冷水毛巾。冷敷会使血管收缩，也能起到止血的作用。一般情况下，只要压迫5~10分钟，大多数婴幼儿的鼻出血都能止住。

②婴幼儿情绪的稳定。在给婴幼儿捏鼻止血时，要安慰婴幼儿，别让他惊慌哭闹，告诉婴幼儿要张大嘴呼吸，一会儿就没事了。同时，育婴员也不能紧张，否则会影响婴幼儿的情绪。

专家提示

千万不能用纸巾或药棉堵住鼻孔止血，这样不但不能压迫止血，而且反复往鼻子里塞纸巾，还会扩大出血的创面，使鼻子出血更厉害。不要让婴儿往后仰头止血，因为把头仰起来后，血虽然不流出来，但它并没有止住，而可能会流到鼻腔后方、口腔、气管甚至肺部。

七、婴幼儿外出血的止血急救

1.一般止血法

针对小的创口出血，先用生理盐水冲洗，然后消毒，最后再覆盖多层消毒纱布，用绷带扎紧包扎。注意，如果婴幼儿有较多毛发，如头部，在处理时应剪剃毛发。

2.指压止血法

在伤口的上方，即近心端，找到跳动的血管，用手指紧紧压住。这是紧急的临时止血法,只适用于头、面、颈部及四肢的动脉出血急救,按压时间不能过长。指压止血的同时,应准备材料换用其他止血方法。

 相关链接 》》》···

婴幼儿各部位血管出血的按压点

采用指压止血法时,育婴员必须熟悉婴幼儿各部位血管出血的按压点,如下表所示。

序号	部位	按压点
1	头顶部	在受伤一侧的耳前,用拇指压迫颞浅动脉
2	头颈部	用大拇指对准颈部胸锁乳突肌中段内侧,将颈总动脉压向颈椎。注意不能同时压迫两侧颈总动脉,以免造成脑缺血坏死。按压时间也不能太久,以免造成危险
3	上臂	一手抬高受伤的上臂,另一手拇指在上臂内侧出血位置上方按压肱动脉
4	前臂	在上臂内侧肌沟处,施以压力,将肱动脉压在肱骨上
5	手掌和手背	将婴幼儿出血的手掌和手背抬高,用两手拇指分别压迫手腕部的尺动脉和桡动脉
6	手指	用手指,使劲捏住伤手的手指根部两侧,即可止血
7	大腿	使受伤一侧的大腿弯曲,使肌肉放松,用大拇指压住股动脉(在大腿根部的腹股沟中点下方),用力向后压。为增强压力,另一手可重叠施压
8	足部	在内外踝连线中点前外上方和内踝后上方摸到胫前动脉和胫后动脉,用手指紧紧压住可止血

···

3.加压包扎止血法

用消毒的纱布、棉花做成软垫放在伤口上，再用力加以包扎，以增大压力达到止血的目的。此法应用普遍，效果也佳，但要注意加压时间不能过长。

4.屈肢加垫止血法

当前臂或小腿出血时，可在肘窝、腋窝内放入纱布垫、棉花团或毛巾、衣服等物品，屈曲固定关节。但骨折或关节脱位的婴幼儿不能使用。

5.橡皮止血带止血法

常用的止血带是1米左右的橡皮管。止血方法是：掌心向上，止血带一端由虎口拿住，一手拉紧，绕肢体2圈；中、食两指将止血带的末端夹住，顺着肢体用力拉下，压住"余头"，以免滑脱。注意要加垫，不要直接扎在皮肤上。每隔60分钟放松止血带3~5分钟，松时慢慢用指压法代替。

6.填塞止血法

将消毒的纱布、棉垫、急救包填塞压迫在创口内，外用绷带包扎，松紧度以达到止血目的为宜。

八、婴儿眼睛异物的处理

1.婴幼儿眼睛异物的处理方法

①异物黏附在眼球表面的处理方法。一般异物如昆虫、灰沙、铁屑等进入眼内，多数是黏附在眼球表面。这时应用拇指和食指轻轻捏住上眼皮，并轻轻向前提起，向眼内轻吹，刺激眼睛流泪而将异物冲出。

这一方法如果不起作用，就先让婴幼儿的眼睛向上看，用手指轻轻扒开下眼皮寻找异物，应特别注意下眼皮与眼球交界处的皱褶处容易存留异物，应仔细寻找。如果没有，可翻开上眼皮寻找，或者到眼皮的边缘和白眼球处寻找。找到异物时，应用湿的棉签或干净手绢的一角将异物轻轻粘出。

②异物黏附在眼皮内面的处理方法。当灰沙附在眼皮的内面，就要把眼皮翻开把它擦去。如果进入眼内的沙尘较多，可用清水冲洗。如果是石灰粒吹入眼中，应马上翻开眼皮，将石灰粒取出，再用大量清水冲洗；也可将婴幼儿头部泡入盆中，反复睁眼闭眼，将异物洗净，然后立即送医院处理，千万不可不作处理直接送医院。

③特殊情况下的处理方法。如果异物嵌在角膜上，切勿用尖硬物进行随意挑拨，以免使角膜穿透。这时可用干净的针筒吸取硼酸水，在异物旁边轻轻冲洗，注意不能冲在异物上。如果异物仍不能取出来，应速送医院治疗。

2.预防婴幼儿眼睛进异物的方法

当风沙大的时候，最好不要带婴幼儿在户外玩。见到起扬尘，要让婴幼儿闭上眼睛。

专家提示

当异物进入婴幼儿的眼内时，不要慌张，不可用手或手帕搓揉眼睛，揉挤还会使眼充血，结膜水肿，同时，手上有许多细菌，揉眼时会把细菌带进眼里，引起炎症；若是生石灰进入眼睛，不能用手揉眼睛，更不能直接用水冲洗，因为生石灰遇水会生成碱性的熟石灰，同时产生热量，处理不当反而会灼伤婴幼儿的眼睛。

九、婴幼儿外耳道、耳内异物的处理

1.婴幼儿外耳道异物的处理方法

①婴幼儿外耳道进异物的表现。婴幼儿外耳道比较狭窄，较大的昆虫要出来也转不开身。昆虫的刺激可损伤外耳道和鼓膜，产生难以忍受的噪音和耳疼，不会说话的婴幼儿可表现出烦躁、哭闹、抓耳等异常现象。

②婴幼儿外耳道异物的处理方法。发现婴幼儿的外耳道有异

物，最好到医院找医生取出，自己不要乱动。这是因为外耳道狭小而弯曲，没有充分的照明和器械，常常把比较靠外的、容易取出的异物推到外耳道里面，从而增加了医生取异物的困难。由于婴幼儿疼痛、恐惧、哭闹而不合作，此时很容易损伤耳道，甚至穿破鼓膜。有的异物很难取出，需要在全身麻醉下才能成功。

2.婴幼儿耳内异物的处理方法

婴幼儿耳内进异物时，可以按照图4-17所示的方法处理。

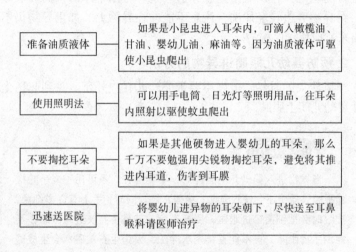

图 4-17　婴幼儿耳内异物的处理方法

十、婴幼儿鼻腔异物的处理

1.婴幼儿鼻腔进异物的表现

婴幼儿无意中将异物（如豆类、纽扣、珠子、蜡笔、海绵等）塞入鼻腔后，光滑小珠或其他金属物，数周或数月可能不会产生症状；而尖锐、粗糙的异物，可能损伤鼻腔，发生溃疡、出血、流脓和鼻塞；豆类进入鼻腔因膨胀，突然引起鼻塞、喷嚏，腐烂时有脓性分泌物及异臭味。

2.婴幼儿鼻腔进异物的急救方法

异物不同，处理方法也不一样：当鼻腔异物挤不出或已经进入鼻腔深处时，特别是圆形异物，切不可用镊子去夹，以免越来越深，应送医院处理。尖锐异物刺入，或异物过大，应立即送医院处理。

十一、婴儿咽部异物的处理

1.婴儿咽部进异物的种类

婴儿口咽部可能进入的异物，如鱼刺、骨刺、缝针等，很容易刺在口咽部扁桃体或其他附近组织上。

2.婴儿咽部进异物的处理方法

婴儿咽部有异物处理时，一定要对着充足的日光或灯光，光线能直射在口咽部。让婴儿张口，安静地呼吸，最好用压舌板或用两根筷子轻轻将舌头压下，这样可以使婴幼儿的咽部露出十分清楚。如果是鱼刺，往往是一端刺入咽部，另一端暴露在外，用镊子钳出；如果鱼刺比较大而又取不出来时，就要马上送医院处理。

十二、婴儿食道异物的处理

最简单的判断方法是观察幼儿是否能发声说话，如果无法发声，则可能完全阻塞气管，应立即采用急救法，帮助排出异物；若还能说话，表示异物在食道内，或是部分阻塞气管，不需再急救，而是应该送医院治疗。

十三、婴幼儿气管、支气管异物的处理

1.婴幼儿气管、支气管进异物的表现

婴幼儿在吃花生米、瓜子、豆类或带核食物后，出现较剧烈的咳嗽、呼吸困难、声音嘶哑；婴幼儿在没有其他感冒症状，而突然出现剧烈咳嗽。

2.婴幼儿气管、支气管进异物的预防方法

婴幼儿气管、支气管进异物的预防方法如图4-18所示。

方法一	避免给婴幼儿吃带壳、带核的食物
方法二	不给较小的婴幼儿吃花生、瓜子、豆类及带核的食物（如枣子、梅子、橘子等）
方法三	纠正婴幼儿含玩具玩的习惯
方法四	及时纠正婴幼儿将小玩具含入口中玩耍的不良习惯，并尽量避免将有可能吸入气道的小玩具给婴幼儿玩
方法五	培养婴幼儿安静进食的良好习惯
方法六	婴幼儿在进食时，应严禁其吵闹跑跳，并注意尽量不要训斥、惊吓婴幼儿，不要与婴幼儿逗笑

图 4-18 婴幼儿气管、支气管进异物的预防方法

3.婴幼儿气管、支气管进异物的处理方法

如果发现婴幼儿发生了气道异物，应争分夺秒立即在现场采取有效措施。如果婴幼儿张口后，可在咽喉部位看见异物，可以小心谨慎地用手指伸进去将异物抠出；如异物已进入气管内，应立即将婴幼儿头朝下竖起，并重重地拍击婴幼儿背部，以便异物自然落出。在采取上述措施后，无论是否已将异物排出，均须及时将婴幼儿送往医院检查。

╭─ **专家提示** ─────────────────────────╮

经医生治疗，但反复不愈的支气管炎、支气管哮喘的婴幼儿，应引起重视。应反复询问婴幼儿有无食用花生、瓜子、豆类及带核的食物，并及时向医生提供有关线索。

╰───────────────────────────────────╯

第五章　婴幼儿能力训练

》》

☞ 婴幼儿动作训练

☞ 婴幼儿认知能力的训练

☞ 婴幼儿语言学习的训练

☞ 婴幼儿自理能力的训练

☞ 培养婴幼儿交往能力

第一节 婴幼儿动作训练

对于一名育婴员来说，对婴幼儿的教育也是一项必不可少的工作。如何对婴幼儿进行动作训练，如何对婴幼儿进行精细动作训练，通过这一章节的学习，你可以掌握相关的知识，从而在工作中做到心中有数。

一、婴儿爬行能力的训练

一般来说，婴儿爬行可以分为三个阶段，各个阶段的训练方法如下。

1.爬行第一阶段

①婴儿此阶段的能力。婴儿常以腹部为支点，用手使劲，腿常常翘起或脚尖着床。此时婴儿手臂的力量大一些，常使身体往后倒退，或打转转。

②训练方法。训练方法是让婴儿俯卧在床上，其腿弯曲时用手掌顶住婴儿的脚板，婴儿就会自动伸腿蹬住你的手往前爬。此时婴儿整个身子不能抬离床铺，这种被动爬行可以使腿部肌肉获得锻炼。

2.爬行第二阶段

①婴儿此阶段的能力。此阶段婴儿颈部力量较强，上半身能抬起。

②训练方法。婴儿俯卧，开始时育婴员仍可用手掌顶住婴儿的脚板，婴儿会伸腿蹬住育婴员的手，身体向前蠕动。育婴员可拿起婴儿的双手往前挪动一点再放下，便于婴儿学会通过挪动手来带动身体。之后婴儿逐渐能自己将手往前挪动，用手臂带动身体慢慢贴在床上爬行。

3.爬行第三阶段

①婴儿此阶段的能力。经过前两阶段的练习，婴儿逐渐学会将

胸部、腹部悬空。

②训练方法。如果上肢的力量不能将身体撑起，胸、腹部位不能离床时，育婴员可以用条宽毛巾放在婴儿的胸腹部，然后提起毛巾，使婴儿胸、腹部离开床面，全身重量落在手和膝上。

育婴员帮着拿起婴儿的手交替向前，交替挪动婴儿的下肢支撑身体向前运动，反复练习后，婴儿就逐渐学会用膝盖和手掌一起协调爬行。此后，可增加枕头之类软的障碍物供婴儿翻越，也可让婴儿练习爬上、爬下及拐弯爬行。

二、婴幼儿站立能力的训练

训练婴幼儿独自站立时，可以先让婴幼儿两条小腿分开，后背部和小屁股贴着墙，脚跟稍离开墙壁一点。此时，可以按照表5-1的顺序进行训练。

表 5-1　婴幼儿站立能力的训练方法

序号	方 法	要 点 提 示
1	用玩具引逗婴幼儿	育婴员可以用玩具逗引婴幼儿，婴幼儿就会因张开手或想迈动脚步而身体晃动，以此锻炼婴幼儿腿部的力量和身体的平衡能力
2	协助婴幼儿站稳	育婴员可以扶住婴幼儿的腋下帮助婴幼儿站稳，然后再轻轻地松开手，让婴幼儿尝试一下独自站立的感觉
3	协助婴幼儿训练蹲的姿势	育婴员可以先扶住婴幼儿的腋下，训练婴幼儿从蹲位站起来，再蹲下再站起来。逐渐发展成拉住婴幼儿的一只手，使婴幼儿借助育婴员的扶持锻炼腿部的力量
4	鼓励、表扬婴幼儿	经过这样的训练，如果让婴幼儿扶着栏杆站立，婴幼儿常常会稍稍松手，以显示一下自己站立的能力；有时甚至能站得很稳，这时最好不要去阻止，而要及时给予鼓励和表扬
5	加强持久的训练	在训练时，婴幼儿由于刚学会站，有时动作还不够稳定。这就需要继续加强训练，以提高婴幼儿站立的稳定性和持久性

特别注意在婴幼儿站不稳时，育婴员要赶快扶住婴幼儿，以免婴幼儿因害怕而不愿继续接受训练。也不要让婴幼儿站立时间太长，以免因身体疲劳而使婴幼儿对学站失去兴趣。

三、婴幼儿行走能力的训练

婴幼儿行走能力的训练如图5-1所示。

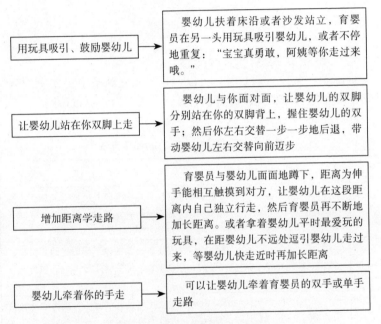

用玩具吸引、鼓励婴幼儿	婴幼儿扶着床沿或者沙发站立，育婴员在另一头用玩具吸引婴幼儿，或者不停地重复："宝宝真勇敢，阿姨等你走过来哦。"
让婴幼儿站在你双脚上走	婴幼儿与你面对面，让婴幼儿的双脚分别站在你的双脚背上，握住婴幼儿的双手；然后你左右交替一步一步地后退，带动婴幼儿左右交替向前迈步
增加距离学走路	育婴员与婴幼儿面面地蹲下，距离为伸手能相互触摸到对方，让婴幼儿在这段距离内自己独立行走，然后育婴员再不断地加长距离。或者拿着婴幼儿平时最爱玩的玩具，在距婴幼儿不远处逗引婴幼儿走过来，等婴幼儿快走近时再加长距离
婴幼儿牵着你的手走	可以让婴幼儿牵着育婴员的双手或单手走路

图 5-1　婴幼儿行走能力的训练

四、婴幼儿跑的能力的训练

1.跑的分类

跑是人的自然的、最快的移动方式。按照跑的速度可分为快跑和慢跑；按步幅大小可分为大步跑和小步跑；另外，还有脚尖跑、高抬腿跑等。

2.跑的正确姿势

跑的正确姿势是上身稍向前倾，眼向前看，双手轻握拳，屈肘靠身体两侧，然后自由前后摆动，两腿高抬，前脚掌先落地，用口或口鼻有节奏的呼吸。

3.能力的训练

在教婴幼儿练习跑时，可先教婴幼儿屈臂摆动，再领着婴幼儿一块慢跑。通过练习跑步使婴幼儿掌握正确的姿势，锻炼轻巧、快速、协调的动作。

五、婴幼儿手部动作的训练

育婴员可以运用以下10种玩具，辅助训练婴幼儿的手部动作，婴幼儿手部动作的训练方法见表5-2。

表5-2　婴幼儿手部动作的训练方法

序号	种类	要点提示	适合的阶段
1	响环、哗啷棒	这些玩具可以让婴幼儿很方便地抓握，同时还能发出声音，很容易引起婴幼儿的兴趣	特别适合2~4个月的婴儿
2	积木	颜色鲜艳，形状各异，可以随意地堆积和拆解，变出很多花样来。积木最好小一点，便于婴幼儿抓握和操作	6个月以上的婴儿
3	图画书	对婴幼儿来说，图书也是玩具。从大把抓书，到一页一页地翻书，你可以看到婴幼儿小手精细动作发展的全过程	6个月以上会坐的婴儿
4	球	能滚动的、彩色的小球特别能够引起婴幼儿兴趣。婴幼儿可以用手去抓、推、拍等	7个月以上会爬的婴儿
5	套环、套杯	可以单个玩，也可以按大小不同的顺序套在一起	1~2岁的幼儿

续表 5-2

序号	种类	要 点 提 示	适合的阶段
6	橡皮泥	可以随意揉、捏、挤、压，做出自己所喜欢的东西。这是锻炼小手指精细动作不可缺少的玩具之一	1岁左右的幼儿
7	镶嵌盒	需要把形状对好，才能将零件放进去。这可以让幼儿在活动小手的同时认识不同的形状	特别适合1岁半到2岁的幼儿
8	穿珠	将一根绳子穿过一个一个小孔，这不仅需要手眼很好地协调运作，而且还需要集中注意力	2岁左右的幼儿
9	画笔	抓笔、握笔、运笔，对手指和手腕都是很好的锻炼	1~3岁的幼儿
10	积塑	和积木一样，积塑具有鲜艳的颜色和不同的形状。在操作中，幼儿的手部小肌肉可以得到很好的锻炼	3岁以上幼儿

六、婴儿手眼协调的训练

一般来说，婴儿出生3~4个月后才能看自己的手和辨认眼前目标。5~7个月才可用手去捕捉婴儿想要的东西。因此尽早地开发婴儿的手眼协调能力十分重要。育婴员可从以下三个方面训练。

1.创造发展手眼协调能力的环境

①幼儿的"涂鸦"。发展手眼协调的途径和方法是多种多样的，其中"涂鸦"是十分有效的途径。幼儿从1岁多开始，就喜欢胡乱涂鸦，我们称之为"涂鸦"。此时期一般持续到3岁左右。这不仅极大地丰富了幼儿的精神生活，而且极好地训练了幼儿自身的手眼协调能力。

②为幼儿提供涂鸦的条件。育婴员应及时为幼儿涂鸦提供必要的条件，如铅笔、彩笔、硬纸片之类，以及坐、站、跪均舒适的场所，使幼儿有更多的创作机会。

③引导幼儿替换活动。当然长时间的涂鸦也会使幼儿厌倦，可引导替换活动，比如玩积木、堆各种建筑、捏橡皮泥；鼓励幼儿捏各种简单的东西，如苹果、香蕉等，借以锻炼两手揉、搓、按的能力。天热时，还可放一盆水，用塑料瓶、杯子灌水等。当然还可设置一些飘动的玩具，供幼儿捕捉、追拿。也可常常到野外训练幼儿的眼力，比如捉昆虫、摘花草等。

2.启迪发展手眼协调能力的智慧

婴幼儿最初的手眼协调能力是无意识的，育婴员应悉心启迪其智慧。

①先看图片，再给实物，观察手眼能否协调到位。

②提供缺少部件的图片，先由幼儿找出凳子少腿、茶壶缺把等毛病，再让幼儿画上去。

③大点的幼儿，可让幼儿剪下喜爱的图案；还可训练做穿针引线、穿珠子比赛等活动。

3.捕捉发展手眼协调能力的时机

婴幼儿的习性爱好均有所不同，育婴员应观察自己照料的婴幼儿，随时捕捉发展手眼协调能力的时机。例如，一个1岁多的幼儿在玩橘子，育婴员怕幼儿弄坏了，拿掉了几个。幼儿马上发现少了，就发脾气哭闹或乱弄橘子。这时育婴员立即又拿回几个，幼儿便不哭了。这说明幼儿虽不会说话，但视觉很好，多少的概念已很清楚。此时便可拓宽这方面的游戏，有意逗幼儿，偷偷拿掉幼儿正在玩的东西，让其寻找。育婴员还可拿色彩多样的物体，突然在婴幼儿眼前晃动，训练其追随、捕拿能力。

七、幼儿学用筷子的训练

幼儿学用筷子的训练步骤如图5-2所示。

步骤一 〉先教幼儿学会拿筷子

> 教幼儿用拇、食、中指操纵第一根筷子，用中指和无名指控制第二根筷子。然后让幼儿用玩具筷子练习夹起盘中的带壳的花生、红枣和纸包的糖果等

步骤二 〉训练幼儿独立用筷子吃饭

> 要求幼儿独立用筷子夹菜和扒饭，把饭吃完。育婴员可以把幼儿要吃的菜先夹到幼儿旁边的一只小碗里，再让幼儿自己夹着吃。只要幼儿能将食物都吃完就应大加赞赏，不要怕饭菜撒在桌上

图5-2 幼儿学用筷子的训练步骤

第二节 婴幼儿认知能力的训练

一、婴幼儿视觉的训练

1.婴幼儿视觉训练的内容

婴幼儿视觉训练的内容应包括图5-3所示的两个方面。

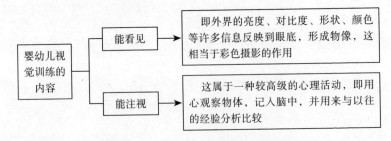

图5-3 婴幼儿视觉训练的内容

2.婴幼儿视觉训练的常见方法

婴幼儿视觉训练的常见方法有图5-4所示几种。

方法一 ▷ 照镜子

　　婴幼儿已经懂得镜子中的人是自己。可以用镜子跟婴儿玩捉迷藏的游戏，或者拉着婴儿的小手和小脚摇晃，这样可以增进婴幼儿的自我认识能力

方法二 ▷ 对视法

　　当你注视婴儿时，婴儿会专注地看着你的脸，眼睛变得明亮，显得异常兴奋，有时甚至会手舞足蹈。个别婴儿和人的眼神对视时，甚至会暂停吸吮，全神贯注地盯着你。这是人类最完美的情感交流，也是最基本的视觉能力训练方法

方法三 ▷ 迷你手电筒法

　　大多数婴儿不仅喜欢看熟人的脸，而且喜欢看亮光。可以先将迷你手电筒摆在婴儿视线的一侧，距婴儿的面孔25～30厘米，在第1个月内，婴儿会稍微看一会；到1个月大时，如果你慢慢将手电筒往旁边移动，婴儿的视线会追随你的动作；一般3个月以后，婴儿才能完成左右180°捕捉物体的视觉动作

图5-4　婴幼儿视觉训练的常见方法

专家提示

　　由于新生儿的视力还比较微弱，可以用支迷你手电筒（有点儿光就行，光千万不能太强）来训练婴儿的视觉能力。

二、婴幼儿听觉训练

1. 给婴儿创造有声环境

　　婴儿的听觉十分重要，给婴儿创造有声环境促进其听觉的正常发育。图5-5为创造有声环境的方法。

方法一 ┊ 室内、室外正常的活动声音

> 家里人的正常活动会产生各种声音，如走路声、关、开门声、水声、刷洗声、扫地声、说话声等；室外也能传来嘈杂的车声、人声等。这些声音能对婴儿的听觉产生一定的刺激，从而促进其听觉的发育

方法二 ┊ 有声响的玩具

> 给婴儿买些有声响的玩具——拨浪鼓、八音盒、会叫的鸭子等

方法三 ┊ 让婴儿听音乐

> 可以让婴儿听音乐，因为有节奏的、优美的乐曲会给婴儿以安全感

方法四 ┊ 让婴儿听闹钟、门铃等声音

> 让婴儿听闹钟、门铃、电话、电视机等声音，并且找到声音的来源，可以问："这是什么声音？"然后告诉婴儿："这个是电话的声音哦。"

图 5-5　创造有声环境的方法

2.经常和婴儿说话

训练婴儿听觉，除了使婴儿置身有声环境中，最好能经常和婴儿说话，这时婴儿虽然还不能应答，但是你亲切的语音，能使婴儿感受到情感交流。当你面对婴儿亲切地说着、笑着、和婴儿交谈时，婴儿会紧盯着你的脸，似乎能懂得你发出的爱意。

3.呼喊婴儿的名字

婴儿4个月的时候能够分辨出不同的声音，听得出身旁人的声音，能分辨是父亲还是母亲。对妈妈的声音尤其敏感，只要妈妈出声，头就会转向声音的方向。这时候，可以在婴儿看不到的地方发出声音，通过玩一些寻找声音来源的游戏来训练听力。可以呼叫婴儿的名字，训练婴儿的自我意识。

三、婴儿触觉训练

每天坚持给婴儿抚摸是训练婴儿触觉的常见方法。从两个月起，每天都应该给婴儿抚摸四肢和躯干。时间长了，婴儿会习惯于和喜欢上这种活动，只要一平放仰卧，就会表现出愉快的情绪，静静地等待抚摸。这种令婴儿愉快的抚摸，能多次传递爱意，形成良性刺激，满足婴儿的早期情感需要，更有利于婴儿体力和智力的发育。具体可以按照图5-6所示的步骤进行。

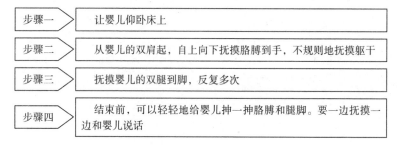

图 5-6 婴儿触觉训练的步骤图

四、婴幼儿平衡训练

婴幼儿平衡训练的常见方法有爬行、单脚跳、过独木桥、玩蹦床、金鸡独立、踢毽子等。当然，婴幼儿平衡能力的发展也要依赖于婴幼儿自身的能力，如爬行、奔跑等能力。应多带婴幼儿到户外玩耍，多给婴幼儿一些爬上爬下的机会。这样婴幼儿的平衡能力自然就会得到提高。

第三节 婴幼儿语言学习的训练

一、幼儿学习语言的最佳时期

对于大多数幼儿来说，语言能力的突飞猛进和词汇量的爆炸时期应该在2岁左右，甚至还会更早一些。而2岁之前这个阶段，是幼儿从外界环境中获取信息的时期。到了2岁左右，他们已经做好了积极地准备，他们的大脑、肌肉都已经发育成熟，开始有了表达的欲望，并且开始尝试着用语言来发表自己的意见了。

二、婴儿表达语言的主要方式

初到人间的新生儿，除每天的吃、喝、拉、尿、睡以外，也在不停地用他们唯一能表达自己需求的特殊语言——哭声，来向人们传递着自己的信息，如图5-7所示。

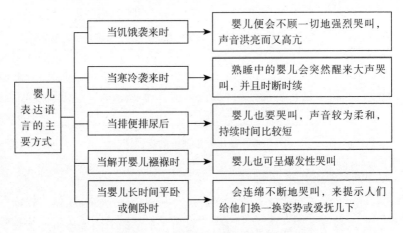

图 5-7　婴儿表达语言的主要方式

三、婴幼儿语言的训练

1.0～12个月婴儿语言的训练方法

与婴儿目光交流，随时随地与婴儿说话，婴儿出生后发出的第一个声音，便是"哭"；等3、4个月大时，开始会发出"咿咿啊啊"等单音；到了8个月大后就开始喃喃自语，甚至发出一些单字。

对0～12个月婴儿语言的训练方法可以按照图5-8所示的方法进行。

方法一　注视婴儿的眼睛和婴儿说话

　　和婴儿的第一阶段沟通方式就是眼光交流，婴儿通过看见你的说话与表情来奠定对说话方式的认识

方法二　与婴儿接触的任何时候都要与婴儿说话

　　每一次的声音交流都会让婴儿的听觉变敏锐，不管是换尿布、喂奶或洗澡，都要随时随地保持与婴儿说话的习惯

方法三　回应婴儿的牙牙自语

　　只要你经常回应，婴儿也会开始学着表现自己的感觉，而且情绪也会更明显易懂。在与婴儿应答时最好边说边抚摸婴儿，这样更能强化交流

方法四　从日常生活的声音中学习

　　家里不需要太过安静，生活中出现的吸尘器的声音、水龙头的流水声、洗碗洗衣的声音等，都可以让婴儿感受接触更广；边做家务边和婴儿说话，也是一种良好的情感互动方式

方法五　练习以身体律动来控制发声

　　即使简单地发出"咿啊"的声音，婴儿也得用尽全身的力气来发声。因此可以训练婴儿配合身体的运动发短音或长音，也可用拍手摇摆的方式让婴儿了解发音的不同

方法六　鼓励婴儿表现自己

　　跟婴儿玩手帕游戏或鼓励婴儿把两手伸直说"抱抱"，或找玩具等，让婴儿表现自己。这对婴儿日后勇于自我表达的说话能力有很大的帮助

方法七　与你"视线一致"的体验

　　婴儿总是好奇你在做什么、说什么。因此，不妨让婴儿跟你往同样的方向去寻找目标，让婴儿自己亲眼、亲耳确认你口中说的与看到的是相同的事物，培养婴儿的辨识联想能力

图 5-8　0～12个月婴儿语言的训练方法

方法八 ▷ 善用婴儿喜欢模仿的特性

> 婴儿通常喜欢模仿大人做动作，最简单的就是挥挥手说"再见"等。利用这种爱模仿的特性，趁机教婴儿各种配合手势的单字，并反复地练习，婴儿马上就记住了

图 5-8　0 ～ 12 个月婴儿语言的训练方法（续）

2.13～24个月幼儿语言的训练方法

这时期的幼儿多半已经会走路，相对而言，也更加了解大人所说的意思，也会说比较多的单字。从这个时期起，如果育婴员和幼儿的交流对话丰富而频繁，那么幼儿学会说话的时间更快、更短。

对13～24个月幼儿语言的训练方法可以按照图5-9所示的方法进行。

方法一 ▷ 练习发音

> 把单词的发音嘴型做给幼儿看，反复几次以后，幼儿也会试着发出正确的音了

方法二 ▷ 配合肢体语言来说话

> 与幼儿说话时，配合肢体语言还应辅助引导幼儿。如用手指身体的各部位，配合说话；或边做动作，边说单字，不但增加趣味感，也让幼儿更容易记忆

方法三 ▷ 有耐性地等待幼儿的反应

> 这阶段的幼儿对大人的话似懂非懂，自己所会的单字语言也有限，但偏偏又非常爱表达。这时育婴员就必须很有耐性等幼儿慢慢地说、清楚讲明白，降低幼儿的挫折感，才能顺利让幼儿升级到下一个说话的阶段

图 5-9　13 ～ 24 个月幼儿语言的训练方法

方法四	以句子的形态和幼儿说话

此时要开始对幼儿说长一点的句子，如"好漂亮的花""我想要喝水"等。利用幼儿已经懂的单词并加入新单词来延伸联结出句子，让幼儿练习真正的说话方式

方法五	经常带幼儿外出观察

带幼儿去公园散步或坐车等，并配合教幼儿说相关的字句，也许幼儿无法一时间马上记住，但让幼儿接触更宽广的视野，也是奠定说话基础的步骤

图 5-9 13～24个月幼儿语言的训练方法（续）

3. 25～36个月幼儿语言的训练方法

这个时期的幼儿，会的单字虽然多，但还无法用完整的句子来表达自己的思想，也总是反复说着"那个""不是"等字句。这时必须开始用叙述及形容的句子来教幼儿说话。

对25～36个月幼儿语言的训练方法可以按照图5-10所示的方法进行。

方法一	描述式的说话法

如果要回答幼儿的说话，也尽量使用连续性的句子。当幼儿说"那个、那个"，即使知道"那个"是什么，也必须回答"是这个饼干吗？"或"是放在桌上的玩具吗？"。务必引导幼儿再回答出"对，是那个饼干"等句型。值得注意的是，你此时的任务在于训练幼儿开口说话，而不是拿"那个"饼干让幼儿闭嘴

方法二	说较长的句子时要段落分明

当说较长的句子时，应注视幼儿的反应，配合明显的肢体动作，段落清楚地说给幼儿听，来训练幼儿的"听话"能力

图 5-10 25～36个月幼儿语言的训练方法

方法三 > 表达意思、发音正确

　　为了让幼儿能增加信心跟外人交流，平常就得训练幼儿发出正确的音和正确的单字或句子

方法四 > 给幼儿奖励

　　当幼儿能说出较长的句子，或者说出新学会的单词，都要马上给幼儿一个拥抱和称赞；然后再附和地说一次，幼儿就会清楚知道自己的表达正确，而更有兴趣说话了

方法五 > 把幼儿说的话画成图贴起来

　　可以将幼儿说的句子或内容，用简单的图画表现出来。如"今天跟……去散步"，可把散步的内容画出来，这样可以增加幼儿的联想、记忆能力

图 5-10　25～36 个月幼儿语言的训练方法（续）

 相关链接 》》》·······································

避免幼儿说话口吃

　　1.幼儿口吃的原因

　　幼儿形象记忆的效果高于词语记忆的效果。也就是说，认识的事物已经很多，但掌握的词汇较少，且不牢固。当幼儿迫切地想表达自己的意思，一下子又找不到适当的词汇时，再加上发音器官尚未发育成熟，对某些发音会感到困难，而神经系统调节言语的机能又未完善，也就容易形成口吃。

　　只要避免故意模仿，消除紧张，加强训练，到4、5岁时，神经系统逐步发育完善后，口吃是可以纠正的。

　　2.幼儿口吃的纠正方法

　　发现幼儿口吃时，切不要严厉责备。因为幼儿一急，又会张不开口，更不能重复学他口吃。纠正口吃的方法如下表所示。

幼儿口吃的纠正方法

序号	方 法	要 点 提 示
1	放慢心态，不要着急	只当没那回事，让他慢慢说
2	换一种语言讲述	原来说方言的幼儿，让其讲普通话，改变其语言习惯
3	鼓励幼儿思考	迫使幼儿动脑筋，想好了再说
4	增加娱乐、趣味知识	多唱歌、念儿歌、讲故事，锻炼说话连贯

第四节 婴幼儿自理能力的训练

婴幼儿的自理能力该如何培养，需要从哪些方面入手，如何才能让婴幼儿自己养成自觉、独立吃饭的好习惯，如何才能让婴幼儿懂得讲卫生的重要性。学习了这一章节，作为育婴员的你，应该会有清晰的培养思路了。

一、幼儿独自入睡的训练

1岁半以上的幼儿睡眠时间较以前减少，每昼夜13小时左右；到了3岁，每昼夜保证12小时即可。由于幼儿接触外界的机会增多，活动量增加，睡前比过去兴奋，常常不能安静，有时还会闹着要爬起来。因此需要培养幼儿独自入睡的习惯。

1.合理安排幼儿睡觉的时间

夜间睡眠释放的生长激素比白天多得多，生长激素可促进幼儿的生长发育，如夜间睡眠不足对幼儿的健康不利。因此，要正确安排幼儿睡眠时间，一般晚上不要超过9点，早上7点起床，中午睡2~3小时为好。凡是养成按时睡眠好习惯的幼儿，才容易安静入睡。

2.睡前的准备工作

在幼儿入睡前，要做好充分的准备工作。睡前半小时不要让幼儿太兴奋，给幼儿洗干净手脸，或洗个澡。如白天光线太亮可以拉上窗帘，晚上要关灯；如幼儿不习惯黑暗，可以开壁灯，造成安静的睡眠气氛。

3.培养幼儿独自安静入睡

培养幼儿独自安静入睡的好习惯，要从小做起。但相当多的幼儿需要大人陪伴才肯入睡。有的幼儿睡前容易吵闹，大人要找原因。如白天睡的时间过多还不困倦，可以晚些睡；有时家里晚上来客人，或外出回家比较兴奋，可以静一下再睡。

专家提示

有的幼儿有夜间喝奶的习惯，随年龄增长要自然改掉。有的幼儿喜欢抱着自己心爱的玩具或小毛巾、嗅嗅小被头才睡得着，可以顺其自然（勉强纠正，会发生其他问题），使幼儿愉快入睡。

4.幼儿睡觉的护理

要幼儿睡得好，睡时的护理很重要。幼儿刚入睡时会出汗，因此开始要少盖被子，等完全睡熟后，把头上和颈部的汗擦干，再把被子盖好。

专家提示

注意在幼儿睡觉时，打开气窗，使室内空气流通,但要避免"穿堂"风直吹在幼儿身上。睡眠时都要脱掉一些外衣裤，穿适合季节的内衣。若和衣睡眠幼儿容易出汗、受凉而感冒。

二、幼儿自己吃饭的训练

让幼儿学着自己吃饭，不仅能培养幼儿独立生活能力，而且对幼儿智力发展、心理发展都有帮助。

1.用手的技巧

吃饭要握羹匙或使用筷子，这就需要大脑神经的支配控制，使手眼协调地动作。例如，幼儿用匙子或筷子要把饭菜尽量不漏地送到口中，再咀嚼、吞咽，能不能完成这一系列动作，从一个侧面反映了幼儿智力发展的状况。同样是3岁的幼儿，有的已初步会使用筷子，用匙子的技术也得心应手，饭粒撒地很少；而有的幼儿一顿饭后，两手沾满油腻，桌上、地上全是饭粒。

2.进餐环境

幼儿年龄小乐于模仿、喜欢尝试，往往想自己吃东西，不要成人喂吃。此时，应给予帮助，提供给幼儿实践、操作、锻炼的机会，为幼儿安排一个整洁、卫生、宽松、愉快的进餐环境，使幼儿容易产生饮食的条件反射。

3.进餐前的准备工作

进餐前，让幼儿洗干净手，围上餐巾，坐在固定的位置上。同时，应为幼儿提供适合其年龄特点的餐具，如色彩鲜艳、形状美观、不易打碎的儿童餐具，以调动幼儿对学习进餐的积极性。

4.进餐时的注意事项

进餐时，还要用生动形象的语言，介绍各种食品如何好吃，并自己先尝一口，表现出香甜可口的表情。再让幼儿尝一小口，然后让其自己学着进餐。

专家提示

幼儿刚开始学吃饭时，动作还不很协调，可在旁边协助。有的幼儿不愿自己吃饭，往往是任性的一种表现，或者坐不定、爱玩耍、乱走，也可让其离开餐桌几分钟后再吃。如果幼儿实在不想吃，不要责骂，更不要勉强其非全部吃完不可，当其有饥饿感时，再补上。

5.幼儿自己吃饭的好处

幼儿自己吃饭的好处见表5-3。

表 5-3 幼儿自己吃饭的好处

序号	好　处	要　点　提　示
1	提高对吃饭的兴趣	因为吃饭是一种享受。尤其看到色、香、味、形俱全的饭菜，容易引起幼儿的食欲
2	训练幼儿手的精细动作	开始学时，幼儿的小肌肉动作不灵活，会把饭菜打翻。但经常练习，就逐渐熟练了
3	培养幼儿独立生活的能力	使幼儿逐渐脱离大人的帮助，减少依赖的心理。对于幼儿来讲，自己吃饭，是使幼儿高兴的大事

三、婴幼儿自己坐盆定时大小便的训练

婴儿时期就要注意培养定时大小便的习惯，到1岁半左右，幼儿自己坐盆排便就不成问题。因此，训练婴幼儿自己坐盆定时大小便十分必要。

1.训练幼儿夜间不尿或少尿

白天幼儿玩得高兴，若睡前又忘记小便，便会发生尿床现象，但不要训斥幼儿，应该培养和训练幼儿的好习惯。如临睡前尽量不喝水，并小便一次等。同时，掌握好幼儿晚间小便规律，一定要让其在清醒的状态下坐盆或把尿，并逐渐延长小便间隔，减少次数。

2.自己坐盆，定时大小便

1岁左右就可以训练婴幼儿自己坐盆大小便。先让婴幼儿熟悉自己的便盆，引导其坐盆大小便。坐盆时间掌握在5分钟左右，既不要让幼儿坐下即起来，也不要长时间地坐盆，更不能边坐盆边玩或吃零食。应让幼儿专心地大便，迅速排便。这样经过一段时间的训练和培养，便能形成定时大便的好习惯。

> **专家提示**
>
> 一般每天清晨或晚间培养坐盆，形成条件反射，避免便秘发生。当幼儿成功地坐盆排便后，要给予表扬和鼓励，让其巩固已学会的新的技能。同样，每天按固定时间督促幼儿小便，如在饭前、饭后、睡觉和活动前后，并训练推迟排尿时间。当出现尿意时，能主动控制暂时不排尿，开始可推迟1～2分钟，以后逐渐延长，会走以后可不用尿布。

四、婴幼儿卫生习惯的训练

1.让婴幼儿爱上洗澡

洗澡前半个小时，最好让婴幼儿玩安静的游戏。如果婴幼儿太兴奋，会因为沉浸在游戏中而不愿意去洗澡。洗澡时，育婴员可一边帮婴幼儿洗澡一边给婴幼儿讲故事或和婴幼儿一起玩水的游戏，让婴幼儿放松心情，逐渐习惯并喜欢在水中沐浴的感觉。

> **专家提示**
>
> 婴幼儿可能会出现突然不愿意洗澡的情况，育婴员应通过和婴幼儿耐心交流来弄清楚原因。婴幼儿不愿意洗澡的原因很多，如怕喷头喷出的水、怕在浴缸滑倒、怕洗澡后冷的感觉、怕不小心喝了洗澡水等，千万不要强制婴幼儿洗澡而让洗澡成为婴幼儿的负担。

2.让婴幼儿懂得饭前便后要洗手

告诉婴幼儿洗手的道理：手接触东西会带有看不见、摸不着的细菌。如果不将双手洗干净，手上的细菌就会随着食物进入肚子，婴幼儿就会因为吃进不干净的东西导致生病。还可以带婴幼儿通过观察显微镜，认识手上的细菌，帮助婴幼儿了解洗手的重要性。

3.提醒婴幼儿勤洗手、定期给婴幼儿剪指甲

在婴幼儿吃东西之前、接触过血液、泪液、鼻涕、痰和唾液之后、接触钱币之后、玩耍之后，都要提醒婴幼儿反复洗手。在不便洗手的环境中，可用湿的消毒纸巾为婴幼儿擦干净手后再吃东西。

应定期给婴幼儿剪指甲，让婴幼儿懂得长指甲容易藏有脏东西。要选择适合婴幼儿用的指甲刀，在婴幼儿安静的时候为婴幼儿剪，注意长度要适宜，以免伤及婴幼儿的手指。

4.经常提醒婴幼儿不要用手搓眼睛

育婴员应时常提醒并督促婴幼儿不要用手搓眼睛。有的婴幼儿困了或累了时，有用手搓眼睛的习惯。育婴员应帮助婴幼儿改掉这个坏毛病，告诉婴幼儿每个人手上都带有人的眼睛看不到的细菌，如果用手搓眼睛会让细菌侵入眼内，引起眼睛充血、发炎、感染等疾病。

5.经常提醒婴幼儿上厕所。

有的婴幼儿因为玩得高兴而忘记上厕所，有的幼儿嫌上厕所麻烦，养成憋尿憋屎的坏毛病。育婴员应告诉幼儿憋尿憋屎的害处，这样做既不卫生又会伤害身体，影响身体健康，引发便秘、便血等症状。同时，育婴员应注意提醒幼儿自主排泄。

五、幼儿自己刷牙的训练

1.让幼儿关注自己的牙齿

应有意识地培养幼儿关注自己的牙齿，当宝宝长出第一颗牙。或长出了新牙，不妨带幼儿到镜子前看看自己的牙齿。幼儿较大时

可和其一起数数长出了几颗牙，还可以让幼儿张大嘴，和幼儿比比谁的牙齿又白又亮。

2.让幼儿了解刷牙的重要性

可以借助电视、图书上有关牙膏的广告和知识，让幼儿知道牙齿和人的皮肤一样也需要清洁。否则就会像树长虫子那样，出现蛀牙、牙疼等症状，严重的还要将牙拔掉。同时，幼儿身边那些有蛀牙的小朋友，也是教育幼儿坚持每天刷牙的好教材。

3.让幼儿养成刷牙的好习惯

对不愿意刷牙的幼儿，育婴员应耐心地弄清楚原因。有的幼儿是不喜欢牙膏刺激舌头的感觉、有的是怕牙刷捅到牙根、有的是怕将牙膏咽下等。当幼儿愿意刷牙后，还要经常督促幼儿刷牙，养成幼儿主动刷牙的好习惯。

专家提示

育婴员应注意为幼儿选择适合其使用的牙刷和牙膏，训练幼儿正确的刷牙姿势和顺序，通过演示让幼儿掌握吐刷牙水的方法。

第五节　培养婴幼儿交往能力

婴幼儿该如何和小朋友交流，婴幼儿该如何调节自己的情绪，育婴员该如何调节婴幼儿的情绪，如何帮助婴幼儿克服胆小的情绪，如何发展婴幼儿的认知能力。学习了这个章节，你将会在工作中做到胸有成竹。

一、婴幼儿交往能力的训练

婴幼儿和小伙伴之间的交往，对婴幼儿长大后社会交往能力的发展起着积极作用。因为婴幼儿的模仿性很强，婴幼儿之间的行为，是彼此模仿的榜样。培养婴幼儿交往能力的方法，如图5-11所示。

方法一 > 认识自我

　　将婴幼儿抱坐在镜子前，对镜中的婴幼儿说话，吸引婴幼儿注视镜中的自己、相应的动作，可以促进婴幼儿自我意识的形成

方法二 > 多听多练

　　应随时随地教婴幼儿周围东西的名称。和婴幼儿说话，不仅有意识地给予不同的语调，还应结合不同的面部表情，如笑、怒、淡漠等，训练婴幼儿分辨面部表情，使婴幼儿对你的不同语调、不同表情产生不同的反应，并逐渐学会正确表露自己的感受

方法三 > 发音训练

　　和婴幼儿说话时，应坐在婴幼儿正对面的位置，使婴幼儿能够清楚看到你的口形、表情，说话速度要慢、而明确

方法四 > 躲躲藏藏游戏

　　既锻炼了婴幼儿感、知觉的能力，培养了婴幼儿的注意力和反应的灵活性，又促进了婴幼儿与成人间的交往，可激发婴幼儿愉快的情绪

方法五 > 多让婴幼儿和同龄小朋友玩

　　在婴幼儿的交往中，要为婴幼儿创造一起玩的条件、提供玩的机会和环境。当小朋友之间发生矛盾而争吵时，应教育婴幼儿学会谦让，学会说"对不起""没关系"等礼貌用语

图 5-11　培养婴幼儿交往能力的方法

方法六	最好能去幼儿园

幼儿在幼儿园里可以接触许多小朋友，会感到集体生活的乐趣、温暖。通过幼儿园里有目的的活动、学习，可以培养幼儿互相友爱的精神

方法七	为幼儿树立好榜样

因为大人常常是幼儿模仿的榜样。平时应该为幼儿树立良好的学习榜样

图 5-11　培养婴幼儿交往能力的方法（续）

二、婴幼儿良好情绪行为的训练

情绪是一种心理状态，也是一种心理感受或体验。我们经常分不清情绪与情感的差别。事实上，情感是一种心理反应或心理认知，与情绪从较大分类角度上属于同一领域。但情绪较自然并能感觉到，却并不一定认知，所以情绪更为原始、根本，而情感则包含更多社会性、理性的因素。

1.表达对婴幼儿的爱

育婴员可以通过很多方式表达对婴幼儿的爱，如亲吻、拥抱、倾听、和婴幼儿说话、对婴幼儿笑、表扬婴幼儿、和婴幼儿一起游戏。在这些活动中，婴幼儿容易体会到大人的爱，特别是对眼神的解读。婴幼儿感受到来自大人的爱，并且从大人的言行中学习到表达爱的方式，就会知道如何对别人表达感情。

2.帮助婴幼儿正确认识自己的感觉

如果一个幼儿因为害怕上幼儿园而大哭，而你平和地安慰其说："今天是你上幼儿园的第一天，我知道你有点儿害怕。其实很多别的小朋友也会害怕的，过几天就会好起来了。"那么幼儿就会知道这种害怕的感觉是正常的。每个人在情绪不安的时候都希望得到理解和接受，而不只是建议或批评。

3.鼓励婴幼儿积极的情绪表达

如果婴幼儿对别人微笑、对小朋友友好、对奶奶有礼貌，父母就应该表扬婴幼儿。

4.与婴幼儿一起谈论情绪

当你感到生气、伤心或高兴的时候，应该直接告诉婴幼儿，并告诉其原因。比如：

①我今天很高兴，因为我得到了一件礼物。

②我的朋友很伤心，因为她（他）妈妈病了。

③我想出去散步，但天下雨了，我很失望等。

你如果总试图将自己的消极情绪隐藏好，这是不太容易做到的。因为这些情绪最终会以错误的方式流露出来，所以最好坦诚地与婴幼儿谈论情绪。

5.帮助婴幼儿控制情绪

如果婴幼儿的消极情绪引发了有害或无礼的行为，你就要帮助婴幼儿进行控制。婴幼儿看到别人收到一件本来自己想要的礼物，就会产生嫉妒情绪。此时你不要阻止这种情绪，应该承认它。但如果婴幼儿要摔掉礼物，这是要限制的。如果婴幼儿很生气，你此时要承认婴幼儿是在生气，同时要尽量使婴幼儿冷静下来。

6.培养婴幼儿控制自己情绪的习惯

育婴员可以教幼儿在接受自己感觉的同时，控制自己的情绪，让情绪表达得比较适当，使行为不伤害自己和其他人。比如：

①可以通过讨论故事里主人公的行为来学习表达和控制情绪。

②引导婴幼儿用送小礼物的方式表达爱，或以说出来的方式表达生气。

③尝试着在发脾气时，出去走走，直到平静下来。

这些做法，都需要你来帮助婴幼儿形成良好的习惯。

7.和婴幼儿一起玩情绪游戏

和婴幼儿一起玩情绪游戏的方法有许多，如图5-12所示。

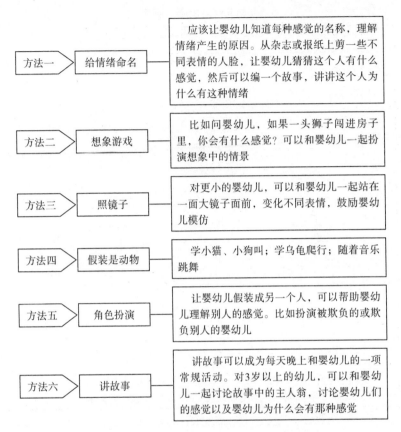

方法一	给情绪命名	应该让婴幼儿知道每种感觉的名称，理解情绪产生的原因。从杂志或报纸上剪一些不同表情的人脸，让婴幼儿猜猜这个人有什么感觉，然后可以编一个故事，讲讲这个人为什么有这种情绪
方法二	想象游戏	比如问婴幼儿，如果一头狮子闯进房子里，你会有什么感觉？可以和婴幼儿一起扮演想象中的情景
方法三	照镜子	对更小的婴幼儿，可以和婴幼儿一起站在一面大镜子面前，变化不同表情，鼓励婴幼儿模仿
方法四	假装是动物	学小猫、小狗叫；学乌龟爬行；随着音乐跳舞
方法五	角色扮演	让婴幼儿假装成另一个人，可以帮助婴幼儿理解别人的感觉。比如扮演被欺负的或欺负别人的婴幼儿
方法六	讲故事	讲故事可以成为每天晚上和婴幼儿的一项常规活动。对3岁以上的幼儿，可以和婴幼儿一起讨论故事中的主人翁，讨论婴幼儿们的感觉以及婴幼儿为什么会有那种感觉

图 5-12 和婴幼儿一起玩情绪游戏的方法

 相关链接 >>> ·····························

婴幼儿的情绪发展顺序

婴幼儿的情绪发展顺序，见下表。

婴幼儿情绪发展的顺序

序号	婴儿大小	顺 序	备 注
1	满月前后	出现社会性微笑（愉快和满足）	这个月龄段，婴儿积极情绪的表达很自然地经常出现。同时，婴儿也会通过吸吮和回避方式调节消极情绪，并可以对快乐、愤怒、伤心等面部表情加以区分
	3～4个月	出现愤怒、悲伤	
	5～7个月	出现恐惧、惊讶	
	7～12个月	出现依恋，同时愤怒、恐惧和悲伤等消极的情绪更经常出现	
2	18个月	出现骄傲、内疚、不安、同情。幼儿会通过滚动、撕咬或远离让人不安的刺激物等方式，对情绪进行自我调节	这些情绪称为初级情绪。因为对于所有正常的幼儿而言，各种情绪都在大致相同的月段龄出现，在不同文化中的表现以及人们对幼儿的理解也大致相同
3	24个月	次级（复杂）情绪全部发展出来。通过转移注意力或者控制刺激源的方式调节情绪	这个阶段的幼儿，开始显示出少许掩饰自己真实感受的能力。在情绪理解方面，完全可以同幼儿谈论情绪了

注意事项：

　　次级情绪是比初级情绪更为复杂的情绪，伴随着认知发展而发展，是带有自我意识和自我评价的情绪，并会在一段程度上损害或提升幼儿对自我的认识

三、婴幼儿认知能力的训练

1. 发展色觉

　　婴儿出生后，首先映入其感官的是鲜艳的颜色。4个月的婴儿就能对颜色有反应，特别是红色最能引起婴儿兴奋。1岁半～2岁半已能逐渐认识红、黄、蓝三种基本原色。因此，可把色彩尽可能地与这三种原色建立联系，比如：

　　①红红的苹果、黄黄的香蕉、蓝蓝的天空等。

②在带幼儿到公园去玩时，准备黄、蓝两张透明玻璃纸，将其重叠起来，让幼儿看是什么颜色——绿色。

③在草地上熟悉绿色的小草，再引导其在公园里找红色、黄色、蓝色、绿色的花草。

专家提示

　　幼儿对颜色的知觉有了基础的认识，结合日常生活内容，让其认识白、黑、橙、棕等各种色彩。如每天穿衣服时识别黑皮鞋、白衬衫、红毛衣、蓝裤子、绿马甲、黄袜子等等，随时随地引导幼儿说说自己认识的颜色。

2.观察物体形状

　　各种物体都有一定的形状，让幼儿多加以观察，从而使其对周围世界有一种清晰的感觉。不仅有助于幼儿对物体形状的更深认识，而且丰富了想象力、发展了创造力、自然就促进了智力的提高。幼儿观察物体形状的步骤如图5-13所示。

步骤一	认识圆形、三角形和正方形这三种基本形状。如让其知道皮球是圆形、手帕是四方形、小房子的尖顶是三角形等
步骤二	在此基础上可认识椭圆形、长方形、梯形等各种形状的物体，并通过做游戏的方式加以训练。例如，用硬纸板剪成圆形、半圆形、正方形、长方形、三角形、梯形等各种形状，每种2~4块，分别涂上不同颜色，放在一个盒子里，先由成人拿一块图形，让幼儿"找朋友"拣出相同的纸板块，熟练后要求把相同的图形归类
步骤三	对图形的分辨掌握后，便可教幼儿将各种物体以平面图作分解组合，如茶杯是长方形和半圆形的组合，洗衣机（全自动）是长方形和正方形的组合，微波炉是长方形和长方形的组合等

图5-13　幼儿观察物体形状的步骤

3.区分大和小

1岁半～2岁的幼儿一般已具有区分大小的能力。在生活中，可抓住各种机会来加以训练。例如：

①让幼儿分苹果，要求把大苹果分给奶奶，小苹果留给自己吃。

②吃饭时让幼儿说说菜碗大，饭碗小。

③穿鞋时让幼儿区分爸爸的鞋最大，妈妈的鞋比幼儿的鞋大。

通过比较，幼儿不仅逐渐学会区分大小，而且懂得大和小是相对的。不失时机地引导幼儿多观察、比较和表达，在幼儿的视野里就会逐步发现并积累事物之间的相互关系。

4.对时间、空间概念的训练

对于3岁前的幼儿来说，掌握时间概念是指知道早晨、晚上等时间知觉，空间概念则是指辨别上、下、左、右、前、后等空间知觉。

①时间、空间概念掌握的时间段。知觉是在感觉的基础上形成的，所以掌握时间、空间知觉要比区别颜色、形状、大小等感觉稍迟一点。一般2岁～2岁半知道上、下；2岁半～3岁知道前后，早晨、晚上；3岁以后逐渐掌握左右。

②训练方法。时间、空间概念的训练方法见表5-4。

表5-4　时间、空间概念的训练方法

序号	方　　法	范　　例
1	出示几张图片，让幼儿指出图上物件的上下、前后关系；也可以用具体实物来提问，让其按要求去做	图中央画有一张桌子，桌上有一瓶花，桌下有一只猫，桌前有一只凳子，桌后是个柜子
2	分辨左右比上下、前后更难一层，问的时候应举一反三	左眼在哪儿？左脚呢？左耳呢？……
3	区别早晨、晚上，可指着画册问	"太阳出来是早晨还是晚上？月亮出来是什么时候？"或反问"哪一张图是早晨？哪一张图是晚上？"

> **专家提示**
>
> 　　应当注意，千万不要简单从事。以为说到上，幼儿头往上抬一下，说到左，左手稍动一下，就想象其已懂。这不一定是理解词意，或许是对上，左声音（信号）的一种反射。例如，椅子上，头就应朝下看。要让幼儿真正理解词意的含意。

四、婴幼儿良好个性的训练

1.情商教育

　　①妈妈的亲密接触。应建议妈妈每天至少亲自抱婴儿一小时左右，可能的话6个月前每天肌肤接触2个小时。

　　②保持微笑。自己时常保持微笑也让婴幼儿学会微笑。

　　③学会等待。让婴幼儿知道适当的等待是必需的，如等待抱抱、等待喝奶、等待玩具等。

　　④眼神交流。和婴幼儿进行眼神交流，在这样的精神交流下抚育长大的婴幼儿，更善于同人建立起良好的关系。

　　⑤参加娱乐活动。带婴幼儿参加娱乐活动，让婴幼儿从小具有竞争意识，懂得从竞争中获得乐趣。

> **专家提示**
>
> 　　婴儿的个性，是身边的人一点一滴、潜移默化塑造而成的。0～1岁的婴儿，不要以为他不懂，就不用教他。成功的家教与身边人的言语表达息息相关，尤其是身边人跟婴儿的语气、姿势，将对婴儿产生深刻的影响。

2.亲子生活

　　要提醒你的雇主一定要重视爸爸在婴幼儿生活中的角色。婴儿和父亲的交流，最好可以和母亲一样多，这样养育出来的婴幼儿长大了性格才会更开朗。

专家提示

从 4 个月起婴儿就能认识妈妈，6 个月开始认生。认生标志着亲子依恋的开始，同时也说明婴儿需要在依恋父母的基础上，建立更为复杂的社会性情感、性格和能力。一般来说，多数 8 个月的婴儿见到生人都会有些拘谨或惊慌，8 ~ 12 个月婴儿的认生程度达到高峰，以后逐渐减弱。要注意，这几个月是婴儿和父母形成巩固的亲子关系的关键期。